高等级病原微生物实验室核心设施运维及管理指南

王　荣　赵赤鸿　曹国庆　王福林　陈紫光　主编

中国建筑工业出版社

图书在版编目（CIP）数据

高等级病原微生物实验室核心设施运维及管理指南/
王荣等主编.—北京：中国建筑工业出版社，2024.5
ISBN 978-7-112-29784-9

Ⅰ.①高… Ⅱ.①王… Ⅲ.①病原微生物—实验室管
理—运营管理—指南 Ⅳ.①R37-33

中国国家版本馆 CIP 数据核字（2024）第 083984 号

责任编辑：张文胜
责任校对：姜小莲

高等级病原微生物实验室核心设施运维及管理指南

王　荣　赵赤鸿　曹国庆　王福林　陈紫光　主编

*

中国建筑工业出版社出版、发行（北京海淀三里河路 9 号）
各地新华书店、建筑书店经销
北京龙达新润科技有限公司制版
北京云浩印刷有限责任公司印刷

*

开本：787 毫米×1092 毫米　1/16　印张：7½　字数：178 千字
2024 年 5 月第一版　2024 年 5 月第一次印刷
定价：**30.00** 元
ISBN 978-7-112-29784-9
（42676）

编写委员会

主　编　王　荣　赵赤鸿　曹国庆　王福林　陈紫光
编　者　（排名不分先后）
　　　　赵赤鸿（中国疾病预防控制中心）
　　　　曹国庆（中国建筑科学研究院有限公司）
　　　　王福林（清华大学）
　　　　陈紫光（中国建筑科学研究院有限公司）
　　　　李沐洋（中国合格评定国家认可中心）
　　　　骆　璐（重庆市动物疫病预防控制中心）
　　　　徐艺玫（新疆维吾尔自治区疾病预防控制中心）
　　　　牟旭凤（中国建筑科学研究院有限公司）
　　　　黄树祥（广州海关技术中心）
　　　　郑　靖（厦门市疾病预防控制中心）
　　　　张　惠（建科环能科技有限公司）
　　　　张铭健（建科环能科技有限公司）
　　　　陆禹名（建科环能科技有限公司）
　　　　贾广利（北京克力爱尔生物实验室工程有限公司）
　　　　伍国梁（北京中数图科技有限责任公司）
　　　　刘俊杰（天津大学）
　　　　王　荣（天津大学，中国合格评定国家认可中心）

前　言

病原微生物实验室（也称生物安全实验室）的二级防护屏障，包括围护结构、空调通风系统、供水与供气系统、电力供应系统、自控系统、报警系统、监视系统、网络通信系统、安防系统等，是实验室生物安全防护的重要保障。自《中华人民共和国生物安全法》《病原微生物实验室生物安全管理条例》《实验室　生物安全通用要求》GB 19489、《生物安全实验室建筑技术规范》GB 50346 等发布实施以来，我国生物安全实验室建设和管理制度及标准体系逐步建立，建设单位、设计单位和施工单位对法律法规、标准规范的理解不断提高，实验室运行管理水平也在不断提升。但部分实验室因受资源配置、行业背景、管理制度等因素限制，目前还存在一些问题需要规范，例如：在实验室建设阶段，主要是基建部门或条件保障部门的人员参与，实验室使用人员参与较少，导致建设后的实验室规模及布局不能满足使用功能要求；因实验室对标准理解或对生物安全风险评估不充分，在设施配置上有的标准过高或冗余较大造成浪费，有的设施配置较低，不能满足标准要求；因实验室没有专职设施设备维护人员，运行维护采用外包服务，设施设备运行管理未及时纳入生物安全管理体系；实验室二级屏障管理并未形成体系化的模式，存在一定的安全隐患。

针对上述问题，需针对二级屏障风险点、性能要求、管理要点进行梳理，建立完善的管理制度、编制详细的操作规程、设计完整的记录表单，进一步规范实验室核心设施运行维护操作与管理人员行为。2022 年，清华大学受中国疾病预防控制中心委托，开展"疾控系统高等级生物安全实验室设施安全检查和运行维护"研究工作，重点围绕疾控系统高等级生物安全实验室设施运行常见的问题、运行现状、运行维护重点与管理模式进行系统性汇总分析，提出了疾控系统管理体系构建建议。基于主要研究成果编著成书，旨在为我国高等级病原微生物实验室设施管理模式提供参考，各实验室可根据自身设施条件和特点，在此基础上构建符合自身实验室要求且规范、科学、实用的运行管理模式。

目　录

下篇　实验室设施管理体系

实验室设施风险评估、安装、验收和运维

第1章　围护结构气密防护系统

1.1　参数要求

生物安全实验室围护结构严密性要求详见《生物安全实验室建筑技术规范》GB 50346—2011。对生物安全一级、二级实验室的围护结构严密性无相关要求，生物安全三级、四级实验室围护结构严密性要求如表 1-1 所示。

生物安全三级、四级实验室围护结构严密性要求　　　　　　　　　　表 1-1

级别	围护结构严密性(包括主实验室及相邻缓冲间)
BSL-3 中的 a 类和 b1 类、ABSL-3 中的 a 类和 b1 类	所有缝隙应无可见泄漏
ABSL-3 中的 b2 类	房间相对负压值维持在−250Pa 时,房间内每小时泄漏的空气量不应超过受测房间净容积的 10%
BSL-4 和 ABSL-4	房间相对负压值达到−500Pa,经 20min 自然衰减后,其相对负压值不应高于−250Pa

注:BSL 指生物安全水平,ABSL 指动物实验生物安全水平。a 类指操作非经空气传播生物因子的实验室;b 类指操作经空气传播生物因子的实验室。b1 类指可有效利用安全隔离装置进行操作的实验室;b2 类指不能有效利用安全隔离装置进行操作的实验室。

此外,《实验室　生物安全通用要求》GB 19489—2008 中规定,对围护结构气密性有要求的是整个防护区,即包括淋浴间、内防护服更换间、防护走廊。

1.2　风险评估和控制措施

本节在围护结构气密防护系统方面,从建设阶段到运行维护阶段,列出风险评估与控制措施示例。需要说明的是,本节的表中的各风险因素为生物安全实验室可能涉及的、和生物安全直接或间接相关的主要风险源,并不代表每个实验室都有这么多风险源,需要根据实验室生物安全级别、工程实际情况进行选择。本节表中的风险控制示例仅为范例,在风险评估报告编制过程中,需评估实验活动相关风险,制定相应风险控制措施,并对剩余风险进行评价。

1.2.1　设计阶段

高等级生物安全实验室围护结构气密防护系统在设计阶段的主要风险评估和控制措施如表 1-2 所示，包括结构施工阶段以及设备安装阶段出现的风险因素，以及风险分析和评价及控制措施等。

高等级生物安全实验室围护结构气密防护系统在设计阶段的主要风险评估和控制措施　表 1-2

序号	风险描述	风险可能性	风险后果	风险等级	可采取的风险控制措施	剩余风险	适用范围三级	适用范围四级
1	彩钢板围护结构表面的所有缝隙未采取可靠的措施密封	可能发生	影响重大	高	围护结构为彩钢板，拼接缝处采用密封胶处理，符合发烟法严密性测试要求	低	√	
2	传递窗、双扉高压灭菌器等设施与实验室围护结构连接时，未保证箱体的严密性	很可能发生	影响较大	高	严密性符合现行国家标准《生物安全实验室建筑技术规范》GB 50346 及《实验室　生物安全通用要求》GB 19489 的规定	低	√	√
3	传递窗、双扉高压灭菌器等设备与轻体墙连接时，未在连接部位采取加固措施	可能发生	影响较大	中	设备与轻体墙连接时，在连接部位采取了加固措施	低	√	√
4	防护区给水排水管道穿越生物安全实验室围护结构处未设可靠的密封装置或密封装置的严密性不能满足所在区域的严密性要求	很可能发生	影响较大	高	给水排水、气体干管敷设在技术夹层内，防护区内无管道穿越	低	√	√
5	建筑外墙作为主实验室的围护结构	可能发生	影响重大	高	主实验室围护结构采用彩钢板，与建筑外墙之间预留 200mm 的距离	低	√	
6	相邻区域和相邻房间之间未根据需要设置传递窗；结构承压力及严密性不符合所在区域的要求	可能发生	影响重大	高	核心工作间与防护走廊之间设有互锁的传递窗，传递窗严密性符合所在区域的要求	低	√	√
7	生物安全型双扉高压灭菌器未考虑主体一侧的维护空间	可能发生	影响较大	中	高压蒸汽灭菌器主体设置在洗消间，主体结构左右各预留 600mm 以上的维修空间	低	√	√
8	生物安全型双扉高压灭菌器主体所在房间为非负压	可能发生	影响较大	中	洗消间负压为 −20Pa	低		√

续表

序号	风险描述	风险可能性	风险后果	风险等级	可采取的风险控制措施	剩余风险	适用范围	
							三级	四级
9	生物安全柜和负压解剖台未布置于排风口附近或未远离房间门	很可能发生	影响重大	高	设备远离房间门口布置,设备排风口正上方紧邻房间排风口	低	√	√
10	产生大动物尸体或数量较多的小动物尸体时,未设置动物尸体处理设备	可能发生	影响较大	中	设置低温冷藏库	低	√	√

1.2.2 运维阶段

高等级生物安全实验室围护结构气密防护系统在运行维护阶段的主要风险评估和控制措施如表 1-3 所示。

高等级生物安全实验室围护结构气密防护系统在运行维护阶段的主要风险评估和控制措施 表 1-3

序号	风险描述	风险可能性	风险后果	风险等级	可采取的风险控制措施	剩余风险	适用范围	
							三级	四级
1	围护结构的严密性不符合要求(烟雾法检测有可见泄漏)	可能发生	影响一般	中	安全检查应关注围护结构所有缝隙和贯穿处的接缝密封性;年度检测时,采用烟雾法对围护结构严密性进行测试,发现泄漏及时密封处理	低	√	
2	围护结构的气密性不符合要求	很可能发生	影响特别重大	极高	加强围护结构、穿墙密封设备、穿墙管道等的密封维护,每年由检测机构检测围护结构气密性,发现气密性不符合压力衰减法(或恒压法)要求时,及时查找原因并密封处理	低		√

1.3 安装要求

（1）生物安全三级、四级实验室的防护区不应设外窗,但可在内墙上设密闭观察窗,观察窗应采用安全的材料制作。

（2）建筑装修施工应做到墙面平滑、地面平整、不易附着灰尘。

（3）生物安全三级、四级实验室围护结构表面的所有缝隙应采取可靠的措施密封。

（4）生物安全三级、四级实验室有压差梯度要求的房间应在合适位置设测压孔,平时应有密封措施。

（5）房间绝对压力传感器的取压管,其房间端需安装高效过滤器。

（6）气密门宜直接与土建墙连接固定，与强度较差的围护结构连接固定时，应在围护结构上安装加强构件。

（7）气密门两侧、顶部与围护结构的距离不宜小于 200mm，气密门门体和门框宜采用整体焊接结构，门体开闭机构宜设置有可调的铰链和锁扣。

1.4 验收要求

（1）验收范围：根据《生物安全实验室建筑技术规范》GB 50346—2011，验收范围是整个防护区。

（2）验收时机：

1）竣工后，投入使用前。

2）停止使用半年以上重新投入使用。

3）进行大修后。

4）一年一度的常规检测。

（3）验收方法及要求：

生物安全三级实验室，在空调通风系统正常运行状态下，采用烟雾测试等目视方法检查实验室防护区内围护结构的严密性时，所有缝隙应无可见泄漏。

适用于《实验室 生物安全通用要求》GB 19489—2008 第 4.4.3 条的实验室的动物饲养间及其缓冲间的气密性应达到在关闭受测房间所有通路并维持房间内的温度在设计范围上限的条件下，若使空气压力维持在 250Pa 时，房间内每小时泄漏的空气量应不超过受测房间净容积的 10％。

生物安全四级实验室防护区围护结构的气密性应达到在关闭受测房间所有通路并维持房间内的温度在设计范围上限的条件下，当房间内的空气压力上升到 500Pa 后，20min 内自然衰减的气压小于 250Pa。

1.5 运维要求

日常运行过程当中，当出现以下情况时需进行检查：

（1）每次进行房间消毒后。

（2）风机故障进行了切换操作等引起房间压力变化过大之后。

高等级生物安全实验室围护结构巡视人员、维保人员检查表如表 1-4、表 1-5 所示。

高等级生物安全实验室围护结构巡视人员检查表　　　　　表 1-4

序号	检查项目	检查内容	是	否
1	顶棚	是否形变、破损；缝隙是否开裂；吊筋是否松动		
2	墙面	是否形变、破损、腐蚀；缝隙是否开裂；仪表是否正常		
3	地面	是否起包、磨损、腐蚀		

高等级生物安全实验室围护结构维保人员检查表　　　　表 1-5

序号	检查项目	检查内容	是	否
1	顶棚	是否形变、破损;缝隙是否开裂;吊筋是否松动		
2	墙面	是否形变、破损、腐蚀;缝隙是否开裂;插座内嵌线盒是否腐蚀;仪表是否正常		
3	地面	是否起包、磨损、腐蚀		

第 2 章　空调通风系统

2.1　参数要求

空调通风系统是实现生物安全实验室防护功能的重要技术措施之一，高等级生物安全实验室空调通风系统设计的基本原则是：

（1）采用全新风系统，即送风全部取自室外，室内的空气直接排到室外，不再循环使用。

（2）排风无害化处理，即排风必须经过高效过滤器（HEPA）过滤后排放。

（3）防护区室内应有合理的气流组织，即保证室内气流由清洁区向污染区流动。

（4）室内压力低于室外，即防护区呈现绝对负压状态。

在此基础上，对于生物安全三级实验室，应满足以下要求：

（1）按产品设计要求，安装生物安全柜及其排风管道，可将生物安全柜排出的空气排入实验室系统排风管道，但需保证生物安全柜启停和运行中与排风系统的压力平衡。

（2）实验室送风应经过 HEPA 过滤，并安装粗效、中效过滤器。送排风 HEPA 的安装位置应尽可能靠近实验室内的送风口端和排风口端。

（3）排风 HEPA 应具备原位检漏和消毒的条件。

（4）实验室外部排风口应设置在主导风的下风向（相对于送风口），与送风口的直线距离应大于 12m，应至少高出实验室所在建筑的顶部 2m，应有防风、防雨、防鼠、防虫设计，且不应影响气体向上空排放。

（5）如设置防护区外高效过滤单元，其结构应牢固，应能承受 2500Pa 的压力，其整体密封性应达到在关闭所有通路并维持腔室内的温度在设计范围上限的条件下，若使空气压力维持在 1000Pa 时，腔室内每分钟泄漏的空气量应不超过腔室净容积的 0.1%。

（6）实验室防护区送风、排风支管和总管道的关键节点应安装生物密闭阀。

（7）应设置备用排风机。

对于生物安全四级实验室而言，在满足生物安全三级实验室空调通风系统要求的基础上，还应考虑以下几点：

（1）应设置备用送、排风机，并能自动切换，使通风系统不间断运行，以维持实验室内稳定的负压状态和压力梯度。

（2）实验室排风需经过至少两道串联的 HEPA 过滤后高空排放，需满足原位检漏和消毒的条件，每道 HEPA 的过滤效率须大于 99.995%（总效率检测）。

排风的两道 HEPA 与实验室防护区之间的管道及箱体结构必须牢固，整体能承受 2500Pa 的压力。高效过滤装置的整体密封性应达到在维持空气压力 1000Pa 时，腔内每分钟的泄漏量不超过腔室容积的 0.1%。

送、排风管道上的关键节点应安装生物密闭阀，生物密闭阀与防护区相通的管道的整体密封性应达到在维持空气压力为 500Pa 时，腔内每分钟的泄漏量应不超过腔室容积的 0.2%。

送风管道至少设置一道 HEPA，应具备原位检漏和消毒的条件，HEPA 的过滤效率须大于 99.995%（总效率检测）。

对于实验室环境参数，《生物安全实验室建筑技术规范》GB 50346—2011 给出了高等级生物安全主实验室二级屏障的主要技术指标，如表 2-1 所示，其他房间的主要技术指标如表 2-2 所示。《实验室　生物安全通用要求》GB 19489—2008 规定：实验室防护区各房间的最小换气次数应不小于 12h^{-1}，适用于生物安全三级、四级实验室。

主实验室二级屏障的主要技术指标　　　　　　表 2-1

级别	相对于大气的最小负压（Pa）	与室外方向上相邻相通房间的最小负压差（Pa）	洁净度级别（级）	最小换气次数（h^{-1}）	温度（℃）	相对湿度（%）	噪声[dB(A)]	平均照度（lx）	围护结构严密性（包括主实验室及相邻缓冲间）
BSL-3 中的 a 类	−30	−10							所有缝隙应无可见泄漏
BSL-3 中的 b1 类	−40	−15							
ABSL-3 中的 a 和 b1 类	−60	−15							
ABSL-3 中的 b2 类	−80	−25	7 或 8	15 或 12	18~25	30~70	≤60	300	房间相对负压值维持在 −250Pa 时，房间内每小时泄漏的空气量不应超过受测房间净容积的 10%
BSL-4	−60	−25							房间相对负压值达到 −500Pa，经 20min 自然衰减后，其相对负压值不应高于 −250Pa
ABSL-4	−100	−25							

注：1. 动物生物安全三级、四级实验室的解剖间应比主实验室低 10Pa。

　　2. 本表中的噪声不包括生物安全柜、动物隔离设备等的噪声，当包括生物安全柜、动物隔离设备的噪声时，最大不应超过 68dB(A)。

　　3. 动物生物安全实验室内的参数尚应符合现行国家标准《实验动物设施建筑技术规范》GB 50447 的有关规定。

　　4. 其他同表 1-1 注释。

其他房间的主要技术指标   表 2-2

房间名称	洁净度级别（级）	最小换气次数（h⁻¹）	与室外方向上相邻相通房间的最小负压差（Pa）	温度（℃）	相对湿度（%）	噪声[dB(A)]	平均照度（lx）
主实验室的缓冲间	7 或 8	15 或 12	−10	18～27	30～70	≤60	200
隔离走廊	7 或 8	15 或 12	−10	18～27	30～70	≤60	200
准备间	7 或 8	15 或 12	−10	18～27	30～70	≤60	200
防护服更换间	8	10	−10	18～26	—	≤60	200
防护区内的淋浴间	—	10	−10	18～26	—	≤60	150
非防护区内的淋浴间	—	—	—	18～26	—	≤60	75
化学淋浴间	—	4	−10	18～28	—	≤60	150
ABSL-4 的动物尸体处理设备间和防护区污水处理设备间	—	4	−10	18～28	—	—	200
清洁衣物更换间	—	—	—	18～26	—	≤60	150

注：当在准备间安装生物安全柜时，最大噪声不应超过 68dB(A)。

2.2 风险评估和控制措施

2.2.1 设计阶段

空调通风系统是实现高等级生物安全实验室防护功能的重要技术措施之一，《生物安全实验室建筑技术规范》GB 50346—2011 对空调通风系统形式、送风系统、排风系统、气流组织、主要设备部件等给出了明确要求：

（1）空气净化系统应设置粗、中、高效三级空气过滤，送风末端应设置高效过滤器。

（2）新风口采取有效的防雨措施，安装保护网，高于室外地面 2.5m 以上，远离污染源。

（3）实验室设置室内排风口，不得只用安全柜或其他负压隔离装置作为房间排风口。

（4）合理布置风口，形成定向流，要有利于室内空气排出。

（5）在实验室防护区送风和排风管道的关键节点安装生物密闭阀。

（6）生物安全三级实验室排风应至少经过一级 HEPA 过滤器处理后排放，生物安全四级实验室排风应经过两级 HEPA 过滤器处理后排放，要求 HEPA 过滤器均可以进行原位消毒和检漏。

（7）排风机必须有备用。

（8）送、排风机需设置连锁，排风先于送风开启、后于送风关闭。

高等级病原微生物实验室核心设施运维及管理指南

高等级生物安全实验室空调通风系统在设计阶段的主要风险评估和控制措施如表 2-3 所示。

高等级生物安全实验室空调通风系统在设计阶段主要风险评估和控制措施　表 2-3

序号	识别项	风险描述	风险可能性	风险后果	风险等级	可采取的风险控制措施	剩余风险	适用范围 三级	适用范围 四级
1	系统形式	空调净化系统的划分不利于实验室消毒灭菌、自动控制系统的设置和节能运行	很可能发生	影响重大	高	空调净化系统的划分应根据操作对象的危害程度、平面布置、运行策略、消毒方式等情况经技术经济比较后确定，并应采取有效措施避免污染和交叉污染	低	√	√
2		送、排风系统的设计与所用生物安全柜、动物隔离设备等的使用条件不匹配	很可能发生	影响重大	高	生物安全实验室送、排风系统的设计应考虑所用生物安全柜、动物隔离设备等的技术参数、位置、数量等	低	√	√
3		选用的生物安全柜类型不能控制操作风险	很可能发生	影响重大	高	根据实验活动风险及防护特点，选用适宜的生物安全柜	低	√	√
4		采用循环风系统导致有害生物因子不能及时排至室外	很可能发生	影响重大	高	采用全新风系统	低	√	√
5		在主实验室风管的支管上未安装密闭阀，或阀体的严密性要求与所在风管的严密性要求不一致	很可能发生	影响重大	高	在主实验室的送、排风支管或排风机前安装耐腐蚀的密闭阀，且阀门严密性与所在管道严密性要求相适应	低	√	√
6		防护区内安装普通的风机盘管机组或房间空调器	很可能发生	影响重大	高	防护区内不应安装普通的风机盘管机组或房间空调器	低	√	√
7	送风系统	空气净化系统送风过滤器设置不符合粗、中、高三级空气过滤的要求	很可能发生	影响重大	高	空气净化系统应设置粗、中、高三级空气过滤，送风末端应采用高效过滤器	低	√	√
8		新风口未采取有效的防雨措施，未安装保护网，低于室外地面 2.5m 以上，附近存在污染源	很可能发生	影响重大	高	新风口采取有效的防雨措施，安装保护网，高于室外地面 2.5m 以上，同时应尽可能远离污染源	低	√	√
9		防护区内的送风高效空气过滤器无法进行原位消毒和检漏	可能发生	影响特别重大	极高	防护区内选择具备原位消毒和检漏功能的送风高效空气过滤器	低		√
10		生物安全三级实验室未设置备用送风机；因排风机故障切换备用排风机时，导致房间负压过高，对围护结构稳定性有破坏的风险	可能发生	影响重大	高	设置备用送风机或选择风管阀门，其反应速度能适应排风机切换工况下，房间负压波动较小，不影响房间结构稳定性或气密性	低	√	
11		生物安全四级实验室未设置备用送风机；因排风机故障切换备用排风机时，导致房间负压过高，对围护结构稳定性有破坏的风险	可能发生	影响特别重大	极高	设置备用送风机	低		√

10

续表

序号	识别项	风险描述	风险可能性	风险后果	风险等级	可采取的风险控制措施	剩余风险	适用范围 三级	适用范围 四级
12		系统开关机过程,送、排风无序启停	很可能发生	影响特别重大	极高	防护区排风未与送风连锁(排风先于送风开启,后于送风关闭)	低	✓	✓
13		主实验室利用生物安全柜或其他负压隔离装置作为房间排风出口	很可能发生	影响重大	高	实验室内设置室内排风口	低	✓	✓
14		b1 类实验室中可能产生污染物外泄的设备未设置带高效空气过滤器的局部负压排风装置,或负压排风装置不具有原位检漏功能	很可能发生	影响重大	高	在 b1 类实验室中可能产生污染物外泄的设备设置带高效空气过滤器的局部负压排风装置,且负压排风装置应具有原位检漏功能	低	✓	✓
15		防护区生物安全柜与排风系统的连接方式不符合现行国家标准《生物安全实验室建筑技术规范》GB 50346 的要求	很可能发生	影响重大	高	A2 型生物安全柜排放到房间(柜子排风口紧邻房间排风口)或外接排风(硬连接或软连接);B2 型或Ⅲ级生物安全柜外接排风(硬连接)	低	✓	✓
16	排风系统	防护区动物隔离设备与排风系统的连接未采用密闭连接或设置局部排风罩	很可能发生	影响重大	高	防护区动物隔离设备与排风系统的连接应采用密闭连接或设置局部排风罩	低	✓	✓
17		排风未经过高效过滤器过滤后排放,导致发生有害生物因子排至大气中的风险	很可能发生	影响特别重大	极高	排风设置高效过滤器	低	✓	✓
18		排风高效过滤器的位置与排风口结构不易于对过滤器进行安全更换和检漏,无法保证 HEPA 完整性	很可能发生	影响重大	高	排风高效过滤器宜设置在室内排风口处或紧邻排风口处,生物安全三级实验室防护区有特殊防护区高效过滤器的位置与排风口结构应易于对过滤器进行安全更换和检漏	低	✓	✓
19		防护区除在室内排风口处设第一道高效过滤器外,未在其后串联第二道高效过滤器	很可能发生	影响特别重大	极高	防护区除在室内排风口处设第一道高效过滤器外,在其后串联第二道高效过滤器	低		✓
20		防护区排风高效空气过滤器无法进行原位消毒和检漏	很可能发生	影响重大	高	防护区内选择具备原位消毒和检漏功能的排风高效空气过滤器	低	✓	✓

序号	识别项	风险描述	风险可能性	风险后果	风险等级	可采取的风险控制措施	剩余风险	适用范围 三级	四级
21	排风系统	排风密闭阀未设置在排风高效过滤器和排风机之间；排风机外侧的排风管上室外排风口处未安装保护网和防雨罩	很可能发生	影响重大	高	在排风高效过滤器和排风机之间设置排风密闭阀；在排风机外侧的排风管上室外排风口处安装保护网和防雨罩	低	√	√
22		防护区排风管道的正压段穿越房间或排风机未设于室外排风口附近	很可能发生	影响重大	高	防护区排风管道的正压段不应穿越房间，排风机宜设置于室外排风口附近	低	√	√
23		防护区未设置备用排风机或备用排风机不能自动切换或切换过程中不能保持有序的压力梯度和定向流	很可能发生	影响重大	高	防护区设置备用排风机，且通过自控程序，确保可自动切换，并且切换过程中保持有序的压力梯度和定向流	低	√	√
24		排风口未设置在主导风的下风向，增加交叉污染风险	很可能发生	影响重大	高	将排风口设置在主导风的下风向	低	√	√
25		排风口与新风口的直线距离不大于12m；排风口不高于所在建筑物屋面2m以上，易导致屋面维修人员被感染风险	很可能发生	影响重大	高	排风口与新风口的直线距离大于12m；排风口高于所在建筑物屋面2m以上	低	√	√
26		ABSL-4的动物尸体处理设备间和防护区污水处理设备间的排风未经过高效过滤器过滤	很可能发生	影响重大	高	ABSL-4的动物尸体处理设备间和防护区污水处理设备间的排风应经过高效过滤器过滤	低		√
27	气流组织	实验室内气流流动无序	很可能发生	影响重大	高	实验室内各种设备的位置利于气流由被污染风险低的空间向被污染风险高的空间流动，最大限度减少室内回流与涡流	低	√	√
28		送风口和排风口无序布置，不利于污染物的快速排放	很可能发生	影响重大	高	送风口和排风口的布置应利于室内可能被污染空气的排出，形成定向流	低	√	√
29		在生物安全柜操作面或其他有气溶胶产生地点的上方附近有送风口	很可能发生	影响重大	高	避免在生物安全柜操作面或其他有气溶胶产生地点的上方附近设送风口	低	√	√

续表

序号	识别项	风险描述	风险可能性	风险后果	风险等级	可采取的风险控制措施	剩余风险	适用范围 三级	适用范围 四级
30	气流组织	气流组织上送下排时,高效过滤器排风口下边沿离地面低于0.1m或高于0.15m或上边沿高度超过地面之上0.6m;排风口排风速度大于1m/s,不利于污染物排出	很可能发生	影响一般	中	气流组织上送下排时,高效过滤器排风口下边沿离地面不低于0.1m且不高于0.15m,上边沿高度不宜超过地面之上0.6m;排风口排风速度不宜大于1m/s	低	√	√
31	部件、材料及安装	高效过滤器不耐消毒气体的侵蚀,防护区内淋浴间、化学淋浴间的高效过滤器不防潮;高效过滤器的效率低于现行国家标准《高效空气过滤器》GB/T 13554—2020 中的B类要求	很可能发生	影响重大	高	选用耐消毒气体侵蚀的高效过滤器,防护区内淋浴间、化学淋浴间内选用防潮的高效过滤器;且选用的高效过滤器的效率应不低于现行国家标准《高效空气过滤器》GB/T 13554—2020 中的B类要求	低	√	√
32		需要消毒的通风管道材料不耐腐蚀、不耐老化、吸水、存在缝隙,不易管道消毒	很可能发生	影响重大	高	需要消毒的通风管道采用耐腐蚀、耐老化、不吸水、易消毒灭菌的材料制作,并整体焊接	低	√	√
33		当风压变化较大时,空调净化系统和高效排风系统的风量变化较大,不利于系统压力稳定	很可能发生	影响重大	高	空调净化系统和高效排风系统所用风机选用风压变化较大时风量变化较小的类型	低	√	√
34		空调设备的选用不满足《生物安全实验室建筑技术规范》GB 50346—2011 第5.5.4条的要求(即采用了淋水式空气处理机组,当采用表面冷却器时,通过盘管所在截面的气流速度大于2.0m/s;各级空气过滤器前后未安装压差计或测量接管不通畅,安装不严密;未选用干蒸汽加湿器;加湿设备与其后的过滤段之间没有足够的距离;在空调机组内保持1000Pa的静压值时,箱体漏风率大于2%)	很可能发生	影响重大	高	空调设备的选用应满足《生物安全实验室建筑技术规范》GB 50346—2011 第5.5.4条的要求(即不应采用淋水式空气处理机组,当采用表面冷却器时,通过盘管所在截面的气流速度不宜大于2.0m/s;各级空气过滤器前后应安装压差计,测量接管应通畅,安装严密;宜选用干蒸汽加湿器;加湿设备与其后的过滤段之间应有足够的距离;在空调机组内保持1000Pa的静压值时,箱体漏风率不应大于2%)	低	√	√

序号	识别项	风险描述	风险可能性	风险后果	风险等级	可采取的风险控制措施	剩余风险	适用范围 三级	适用范围 四级
35	部件、材料及安装	排风高效过滤装置不符合有关现行国家标准的规定。排风高效过滤装置的室内侧易破损	很可能发生	影响重大	高	排风高效过滤装置符合有关现行国家标准的规定。排风高效过滤装置的室内侧设置保护高效过滤器的措施	低	√	√

2.2.2 运维阶段

在高等级生物安全实验室正式启用前，应根据实际工作进行风险再评估，并结合风险控制示例对剩余风险进行评价。高等级生物安全实验室空调通风系统在运行维护阶段的主要风险评估和控制措施如表 2-4 所示。

高等级生物安全实验室空调通风系统在运行维护阶段的主要风险评估和控制措施　　表 2-4

序号	识别项	风险描述	风险可能性	风险后果	风险等级	可采取的风险控制措施	剩余风险	适用范围 三级	适用范围 四级
1	空调通风系统	静压差不符合要求	可能发生	影响重大	高	日常监测房间绝对压力、与相邻房间相对压力；定期校准压力表、压力传感器等；自控系统报警或预警压力梯度失效时，及时处理	低	√	√
2		气流流向不符合要求	较不可能发生	影响重大	中	年度检测时应检测相邻房间气流流向,发现气流流向逆转应及时处理	低	√	√
3		室内送风量不符合要求	较不可能发生	影响一般	低	年度检测时应检测相应参数,发现偏离及时处理	低	√	√
4		洁净度级别不符合要求	较不可能发生	影响较小	低	年度检测时应检测相应参数,发现偏离及时处理	低	√	√
5		温度不符合要求	较不可能发生	影响较小	低	日常监测、安全检查、年度检测房间温度,发现偏离及时处理	低	√	√
6		相对湿度不符合要求	可能发生	影响较小	低	日常监测、安全检查、年度检测房间相对湿度,发现偏离及时处理	低	√	√
7		噪声不符合要求	很不可能发生	影响较小	低	年度检测时应检测相应参数,发现偏离及时处理	低	√	√

续表

序号	识别项	风险描述	风险可能性	风险后果	风险等级	可采取的风险控制措施	剩余风险	适用范围 三级	适用范围 四级
8	空调通风系统	防护区排风高效过滤器有泄漏	较不可能发生	影响特别重大	高	年度检测应确保高效过滤器的完整性符合要求;检测时机至少应包括:安装后投入使用前、更换高效空气过滤器或内部部件维修后、年度检测	低	√	√
9		防护区送风高效过滤器有泄漏	较不可能发生	影响较大	中		低	√	√
10		高效过滤器堵塞	较不可能发生	影响较大	中	日常监测、安全检查、年度检测高效过滤器两端压差,发现压差过大或自控系统报警时,及时处理	低	√	√
11		系统开/关机过程,送、排风启/停顺序错误	较不可能发生	影响特别重大	高	日常运行和维护应关注系统启停时间房间绝对压力情况;安全检查应关注排风与送风连锁情况(排风先于送风开启,后于送风关闭)	低	√	√
12		生物安全柜、动物隔离设备、IVC、负压解剖台等设备的启停,对防护区压力梯度影响可靠性验证不符合要求	可能发生	影响较大	中	日常监测、安全检查、年度检测应关注生物安全关键防护设备启停对房间压力的影响是否符合要求	低	√	√
13		系统启停时送排风机连锁可靠性验证不符合要求	可能发生	影响重大	高	由检测机构检测验证,确保符合要求,检测时机至少包括:安装后投入使用前、年度的维护检测	低	√	√
14		备用排风机切换及故障报警可靠性验证不符合要求	很可能发生	影响特别重大	极高	由检测机构检测验证,确保符合要求,检测时机至少包括:安装后投入使用前、年度的维护检测。日常运行过程中,加强对主、备风机的巡检,发现问题及时检修	低	√	√
15		备用送风机切换及故障报警可靠性验证不符合要求	可能发生	影响重大	高		低		√
16		备用电源(UPS)系统切换及故障报警可靠性验证	很可能发生	影响重大	高	由检测机构检测验证,确保符合要求,检测时机至少包括:安装后投入使用前、年度的维护检测。日常运行过程中,加强对UPS的管理,尤其是蓄电池的维护保养,定期(如每3个月)充放电	低	√	√

续表

序号	识别项	风险描述	风险可能性	风险后果	风险等级	可采取的风险控制措施	剩余风险	适用范围 三级	适用范围 四级
17	空调通风系统	备用空气压缩机(供气系统)切换及故障报警可靠性验证	可能发生	影响重大	高	由检测机构检测验证,确保符合要求,检测时机至少包括:安装后投入使用前、年度的维护检测。日常运行过程中,加强对空气压缩机、减压阀等设备的巡检,发现问题及时检修	低	√	√
18		失压报警系统可靠性验证不符合要求	可能发生	影响重大	高	由检测机构检测验证,确保符合要求,检测时机至少包括:安装后投入使用前、年度的维护检测。日常运行过程中,发现问题及时检修	低	√	√
19		紧急解锁系统可靠性验证不符合要求	可能发生	影响重大	高		低	√	√
20		互锁门的互锁功能可靠性验证不符合要求	可能发生	影响重大	高		低	√	√

注:1. 加强型 BSL-2 实验室参照 BSL-3 实验室,大动物 BSL-3 实验室参照 BSL-4 实验室;

　　2. 表中的各风险因素为实验室可能涉及的、和生物安全直接或间接相关的主要风险源,并不代表每个实验室都有这么多风险源,需要根据实验室生物安全级别、工程实际情况进行选择;

　　3. 表中的风险控制示例仅为范例,在风险评估报告编制过程中,需要依据工程实际采取风险控制措施给出,并对剩余风险进行评价。

2.3　安装要求

2.3.1　送风系统

空气净化系统应设置粗、中、高三级空气过滤。第一级是粗效过滤器,对于带回风的空调系统,粗效过滤器宜设置在新风口或紧靠新风口处;对于全新风系统,粗效过滤器可设在空调箱内。第二级是中效过滤器,宜设置在空气处理机组的正压段。第三级是高效过滤器,应设置在系统的末端或紧靠末端,不得设在空调箱内。对于全新风系统,宜在表冷器前设置一道保护用的中效过滤器。全新风空调机组(AHU)功能段示意图如图 2-1 所示。

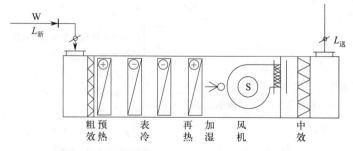

图 2-1　全新风空调机组(AHU)功能段示意图

送风系统新风口应采取有效的防雨措施,安装保护网,且应高于室外地面 2.5m 以上,同时应尽可能远离污染源。

《生物安全实验室建筑技术规范》GB 50346—2011 要求:BSL-3 实验室宜设置备用送风机,ABSL-3 实验室和生物安全四级实验室应设置备用送风机。目前国内新建的生物安全三级、四级实验室,几乎均设置了备用送风机。

2.3.2　排风系统

高等级生物安全实验室必须设置室内排风口,不得只用安全柜或其他负压隔离装置作为房间排风口。生物安全实验室房间的排风管道可以兼作生物安全柜的排风管道。排风系统应能保证生物安全柜内相对于其所在房间为负压。

生物安全柜与排风系统的连接方式应按表 2-5 执行。对于Ⅲ级生物安全柜,其没有工作面风速的要求。但为了保证实验人员的安全,当操作手套发生脱落或出现破损后,通过手套连接口的风速不应小于 0.7m/s。正常工作时Ⅲ级生物安全柜内的负压不应小于 120Pa。

生物安全柜与排风系统的连接方式　　　　　　　　表 2-5

生物安全柜级别		工作口平均进风速度(m/s)	循环风比例(%)	排风比例(%)	连接方式
Ⅰ级		0.40	0	100	
Ⅱ级	A1	0.40~0.50	70	30	可排到房间或设置局部排风罩
	A2	0.50	70	30	设置局部排风罩或密闭连接
	B1	0.50	30	70	密闭连接
	B2	0.50	0	100	密闭连接
Ⅲ级		不适用	0	100	密闭连接

高等级生物安全实验室的排风必须经过高效过滤器过滤后排放,高效过滤器应设在室内排风口处或靠近排风口设置。生物安全四级实验室除在室内排风口处设第一道高效过滤器外,还必须在其后串联第二道高效过滤器,两道高效过滤器的距离不宜小于 500mm。

第一道高效过滤器的位置不得深入管道或夹墙内部,应紧邻排风口。过滤器位置与排风口结构应易于对过滤器进行安全更换。排风管道的正压段不应穿越房间,排风机宜设于室外排风口附近。排风机组必须一用一备。排风量必须进行详细的设计计算,总排风量应包括围护结构漏风量、生物安全柜、动物隔离设备、排风罩等设备的排风量。

高等级生物安全实验室排风高效过滤器的安装应具备现场检漏的条件。如果现场不具备检漏的条件,则应采用经预先检漏的专用排风高效过滤装置。排风气密阀应设在排风高效过滤器和排风机之间。排风机外侧的排风管上应安装保护网和防雨罩。

2.3.3 风管密闭阀

风管系统中密闭阀设置应避免房间之间空气流动，并且保证 HEPA 或房间消毒时的密闭性。图 2-2 所示为气体整体循环消毒 HEPA 示意图，从图 2-2 中可以看出，密闭阀应根据消毒区域和方案进行设置。

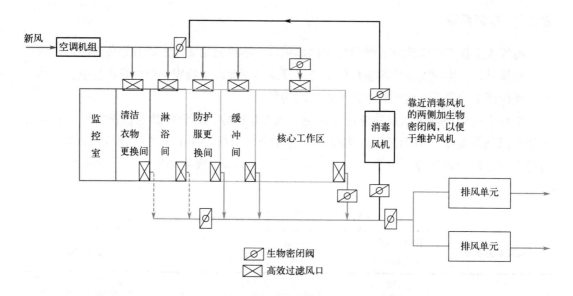

图 2-2 气体整体循环消毒 HEPA 过滤器示意图

2.3.4 送、排风机

高等级生物安全实验室安全的核心措施是通过排风保持负压，所以排风机是关键设备之一，必须有备用，并可自动切换。我国已建的生物安全实验室中净化空调系统风机配置多为一台送风机、两台排风机（简称一送两排），未设置备用送风机，排风机运行模式为一用一备。这种风机配置及运行模式对自控系统的要求较高，随着我国在生物安全三级实验室建设方面经验的积累与总结，已有一些生物安全实验室建设采用两送两排、两送三排，甚至三送三排的风机配置及运行模式，核心目的是保证实验室保持负压并维持一定压力梯度。

2.3.5 气流组织

气流组织方式直接影响通风防护效果，在一定的通风量下，采取不同的气流组织方式，通风效果也不同，合理的气流组织方式可起到良好的作用。

生物安全实验室气流组织设计原则包括以下四点：

（1）新鲜室外新风尽快到达实验人员的操作地点；

（2）尽量减少途中污染；

（3）排风从污染源方向排出；

（4）不妨碍局部通风设备（如生物安全柜、动物隔离设备等）的气流组织。

生物安全实验室整体定向气流应确保空气从污染可能性低的房间流向污染可能性高的房间（图2-3），防止有害因子无序或逆向扩散。

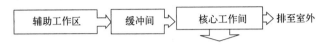

图2-3 实验室整体定向气流

核心工作间室内各种设备的位置应有利于气流由"低污染区"向"高污染区"流动，最大限度减少室内回流与涡流。生物安全实验室内的"高污染区"，主要在生物安全柜、动物隔离设备等操作位置，而"低污染区"主要在靠门一侧。一般把房间的排风口布置在生物安全柜及其他排风设备同一侧。

风口布局是形成定向气流的重要影响因素，最佳的风口布局方案需通过对每一个现场进行综合分析后得出。通常，很难消除房间内的涡流和气流死角，但应通过合理设计努力减少涡流和气流死角。一般而言，送风口应设在有害物浓度较小的区域，新鲜空气从清洁的区域送入，当室内有多个送风口时，宜呈"一"字形排列，尽量贴近相对清洁侧顶棚边缘处；排风口应尽量设在有害物附近，布置在相对污染隐患大一侧（如生物安全柜、离心机等）下方墙体或上方顶棚边缘处，空气从污染的区域排出。生物安全实验室核心工作间风口布置示意图如图2-4所示。

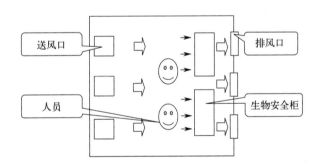

图2-4 生物安全实验室核心工作间风口布置示意图

对于生物安全四级实验室，通常设置了正压防护服系统，即实验人员穿着正压服在实验室内工作，实验人员完全和房间内空气是隔离的，对气流组织要求不是特别严格，通常主要考虑房间温度的均匀性和房间内的定向流。

2.4 验收要求

2.4.1 检测要求

生物安全实验室空调通风系统静态检测涉及的室内环境参数检测项目如表2-6所示。

生物安全实验室空调通风系统静态检测涉及的室内环境参数检测项目　　表2-6

项目	工况
送风量（换气次数）	所有房门关闭，送、排风系统正常运行
静压差	所有房门关闭，送、排风系统正常运行
气流流向	所有房门关闭，送、排风系统正常运行
含尘浓度（洁净度级别）	所有房门关闭，送、排风系统正常运行
温度、相对湿度	所有房门关闭，送、排风系统正常运行
噪声	所有房门关闭，送、排风系统正常运行

当房间处于值班运行时，在各房间压差保持不变的前提下，值班换气次数可低于表2-1、表2-2中规定的数值。《实验室　生物安全通用要求》GB 19489—2008 规定：实验室防护区各房间的最小换气次数应不小于 $12h^{-1}$，适用于生物安全三级、四级实验室。

对于工况可靠性验证，《生物安全实验室建筑技术规范》GB 50346—2011 规定：生物安全实验室应进行工况验证检测，有多个运行工况时，应分别对每个工况进行工程检测，并应验证工况转换时系统的安全性，除此之外还包括系统启停、备用机组切换、备用电源切换以及电气、自控和故障报警系统的可靠性验证。高等级生物安全实验室工况可靠性验证项目如表2-7所示。

高等级生物安全实验室工况可靠性验证项目　　表2-7

序号	可靠性验证项目	序号	可靠性验证项目
1	工况转换	4	备用送风机切换
2	系统启停连锁	5	备用电源切换
3	备用排风机切换	6	自控报警系统的可靠性

2.4.2　验收要求

《病原微生物实验室生物安全管理条例》第十九、二十、二十一条规定：新建、改建、扩建三级、四级实验室或者生产、进口移动式三级、四级实验室应符合国家生物安全实验室建筑技术规范，三级、四级实验室应当通过实验室国家认可。三级、四级实验室从事高致病性病原微生物实验活动，工程质量经建筑主管部门依法检测验收合格。

生物安全实验室的工程验收是实验室启用验收的基础，根据国家相关规定，生物安全实验室须由建筑主管部门进行工程验收合格，再进行实验室认可评价，工程验收应严格执行《生物安全实验室建筑技术规范》GB 50346—2011。高等级生物安全实验室空调通风系统工程现场验收可能出现的问题如表2-8所示。

高等级生物安全实验室空调通风系统工程现场验收可能出现的问题　　　　表 2-8

序号	检查出的问题	评价		适用范围	
		严重缺陷	一般缺陷	三级	四级
1	空调净化系统的划分不利于实验室消毒灭菌、自动控制系统的设置和节能运行		√	√	√
2	空调净化系统的设计未考虑各种设备的热湿负荷		√	√	√
3	送、排风系统的设计未考虑所用生物安全柜、动物隔离设备等的使用条件	√		√	√
4	选用生物安全柜不符合要求	√		√	√
5	未采用全新风系统	√		√	√
6	主实验室的送、排风支管或排风机前未安装耐腐蚀的密闭阀或阀门严密性与所在管道严密性要求不相适应	√		√	√
7	防护区内安装普通的风机盘管机组或房间空调器	√		√	√
8	防护区不能对排风高效过滤器进行原位消毒和检漏	√		√	√
9	防护区不能对送风高效过滤器进行原位消毒和检漏	√			√
10	防护区远离空调机房		√	√	√
11	空调净化系统和高效排风系统风机未选用风压变化较大时风量变化较小的类型		√	√	√
12	空气净化系统送风过滤器的设置不满足粗效、中效、高效三级空气过滤的规定		√	√	√
13	送风系统新风口的设置不满足有效防雨、防鼠、防昆虫,高于地面 2.5m 以上且远离污染源的规定		√	√	√
14	生物安全三级实验室未设置备用送风机		√	√	
15	生物安全四级实验室未设置备用送风机	√			√
16	排风系统的设置不满足《生物安全实验室建筑技术规范》GB 50346—2011 第 5.3.1 条的规定	√		√	√
17	排风未经过高效过滤器过滤后排放	√		√	√
18	排风高效过滤器未设在室内排风口处或紧邻排风口处;排风高效过滤器的位置与排风口结构不易于对过滤器进行安全更换和检漏		√	√	√
19	防护区除在室内排风口处设第一道高效过滤器外,未在其后串联第二道高效过滤器	√			√

续表

序号	检查出的问题	评价		适用范围	
		严重缺陷	一般缺陷	三级	四级
20	防护区排风管道的正压段穿越房间或排风机未设于室外排风口附近		√	√	√
21	防护区未设置备用排风机或备用排风机不能自动切换或切换过程中不能保持有序的压力梯度和定向流	√		√	√
22	排风口未设置在主导风的下风向		√	√	√
23	排风口与新风口的直线距离不大于12m;排风口不高于所在建筑物屋面2m以上	√		√	√
24	辅助工作区与室外之间未设一间正压缓冲室		√	√	√
25	实验室内各种设备的位置不利于气流由被污染风险低的空间向被污染风险高的空间流动,不利于最大限度减少室内回流与涡流	√		√	√
26	送风口与排风口布置不利于室内可能被污染空气排出		√	√	√
27	在生物安全柜操作面或其他有气溶胶产生地点的上方附近设送风口	√		√	√
28	气流组织为上送下排时,高效过滤器排风口下边沿离地面低于0.1m或高于0.15m或上边沿高度超过地面之上0.6m;排风口排风速度大于1m/s		√	√	√
29	送排风高效过滤器使用木制框架	√		√	√
30	高效过滤器不耐消毒气体的侵蚀,防护区内淋浴间、化学淋浴间的高效过滤器不防潮;高效过滤器的效率低于《高效空气过滤器》GB/T 13554—2020中的B类	√		√	√
31	需要消毒的通风管道未采用耐腐蚀、耐老化、不吸水、易消毒灭菌的材料制作,未整体焊接	√		√	√
32	排风密闭阀未设置在排风高效过滤器和排风机之间;排风机外侧的排风管上室外排风口处未安装保护网和防雨罩		√	√	√
33	空调设备的选用不满足《生物安全实验室建筑技术规范》GB 50346—2011第5.5.4条的要求		√	√	√

2.5 运维要求

2.5.1 日常维护保养

实验室应制定日常维护保养计划,在系统启动前例行检查,使用中定时巡检,使用间隙进行维护,包括但不限于以下内容:

（1）检查送、排风机组和空调机组启动是否正常。

（2）检查空调通风机组运行中是否有异常振动或噪声。

（3）核查送风机组粗效、中效过滤器是否正常。当粗效或中效过滤器的阻力分别达到各自初阻力的 2 倍时，需清洗或更换过滤器。

（4）核查送风机组各段的检修门是否关闭严密。

（5）核查送排风管路、空调水管路上的阀组是否处于正常工作状态。

（6）核查新风口粗滤网是否有异物堵塞风口。

（7）定时检查实验室温度、相对湿度以及空调系统主机进水和回水温度。

（8）核查总排风口有无异物堵塞。

（9）定时检查实验室的压力和压力梯度情况。

（10）检查实验室送排风口是否被仪器设备或其他物件遮挡。

（11）检查送、排风系统各电动密闭阀、风量调节阀执行机构是否正常工作。

（12）核查防火阀是否处于开启状态。

（13）核查空调水系统、制冷剂系统等是否运行，以及相关阀门执行动作是否正确。

（14）核查实验室生物安全柜、动物隔离设备等局部负压排风设备的排风接口是否松动、柔性皮管是否老化等。

（15）检查负压 IVC 等负压动物饲养笼具的送、排风量及负压值是否符合饲养要求。

（16）核查自控元器件有无电线脱扣现象。

（17）检查空调机组制冷剂高压、低压是否正常。

（18）检查冷凝水管路是否漏水、畅通，防止冷凝水外溢，检查水泵流量是否正常、管路是否堵塞。

（19）检查 HEPA 压差开关皮管有无松脱，发现问题及时解决。

2.5.2　定期检查与维修保养

对于超出实验室运维人员能力的工作，应委托具有专业资格/资质的相关单位进行定期检查与维护，包括但不限于以下内容。

1. 送、排风机

（1）检查送、排风机的工作状态，以及监视器上风机的工作状态、运转速度和风量大小等。

（2）检查送、排风机状态切换情况。

（3）检查送、排风机皮带有无松动、老化等情况。

（4）检查风机叶轮有无松动、变形或积灰，轴承运转是否正常。

（5）定期给电机加机油。

（6）检查通风系统管道上的密闭阀、风量调节阀上的螺母是否松动、调节螺杆锁定位置是否偏移。

（7）检查送、排风管道固定吊杆螺丝是否松动。

（8）检查送、排风管道密闭情况。

（9）检查送、排风机的互锁装置。

（10）检查送、排风机的停机保护装置。

（11）定期检查通风管道内生物密闭阀的功能是否有效。

（12）在停止工作期间，每月启动运行系统 2 次。

（13）检查并清理总排风口防虫网。

（14）检查冷、热水自动调节阀，送风机组的循环水管道上的热/冷水供/回阀门及循环水压力是否正常。

（15）检查冷热交换器有无渗漏。

（16）检查冷、热水管路有无漏水。

（17）清洗冷水系统。

（18）检查冷水截止阀等阀门有无漏水。

（19）检查冷水管道锈蚀情况。

（20）清洗冷凝水系统。

（21）检查冷凝水管路是否完好、畅通。

（22）检查电磁阀和加湿器的工作情况。

（23）检查各信号线接口是否松脱。

（24）检查电源线是否松脱。

（25）检查机组底板有无锈蚀。

（26）检查加湿器电极、远红外管及加湿负荷电流情况，清除加湿器水垢。

（27）检查加湿器给、排水管路情况。

（28）定期对排风管道消毒，尤其是在进行大规模维修之前。

2. 送、排风过滤器

（1）检查自控系统监视器，观察并记录过滤器两端的压差，如果压差过大则需清洗粗效、中效过滤器或更换粗效、中效、高效过滤器；或根据地区、季节、天气的不同，制定粗效、中效过滤器的更换或清洗周期。

（2）检查监控系统显示的 HEPA 阻力。

（3）检查送、排风过滤器外观有无损坏。

（4）HEPA 运行后，每年至少进行 1 次检测以确保其性能。

（5）对送、排风 HEPA 进行检漏，由具有专业检测能力的检测机构承担。

（6）高等级生物安全实验室更换送、排风 HEPA 前，应原位对过滤器进行彻底消毒。

3. 生物密闭阀和风量调节阀

（1）检查控制箱指示灯是否正常、接触器保险是否熔断。

（2）检查生物密闭阀的气密性是否符合要求。

（3）通过自控系统界面检查生物密闭阀动作执行情况。

（4）检查风量调节阀动作执行情况。

4. 空调系统（冷热源）

（1）检查制冷/制热机组及水泵运转是否正常。

（2）检查管道系统高、低压力是否正常。

（3）检查水系统中有无空气、是否需要排气。

（4）检查制冷剂高、低压力是否正常及有无泄漏。

（5）检查压缩机运转电流、工作电压、运转声音及吸气压力是否正常。

（6）检查压缩机油压、油位、油温、颜色等是否正常。

（7）检查主机空气开关、接线端子、相序保护器、交流接触器等是否正常。

（8）冬、夏季运行转换。

（9）检查冷媒管道的保温层。

（10）对风冷机组风扇清理，检查风机运转是否正常。

（11）对水冷机组进行清洗、除垢。

（12）清洗水过滤器。

（13）定期检查系统出水、回水温度和压力是否正常。

（14）定期对制冷/制热机组散热片进行清洗。

2.5.3 专业检测与维修

压力传感器、温度传感器、湿度传感器、压力表、温度计等计量器件应按照国家和地方的有关规定，委托有资质的机构进行检定或校准。

空调机、送风机、排风机、电动机、定风量阀、变风量阀、直接数字控制器（DDC）、变频器、原位消毒和扫描检漏机构、高效过滤器、排风箱、生物密闭阀等发生故障，应委托生产厂家或有资格/资质的机构进行维修，其他人员不得擅自拆卸。

对实验室送、排风管道、阀系统、高效过滤单元及室内传感器等的检测和维修时，操作人员要穿戴个人防护装备，确保人员不受生物污染。

高等级生物安全实验室空调通风系统现场巡检、维保人员检查表如表 2-9 和表 2-10 所示。

高等级生物安全实验室空调通风系统现场巡检人员检查表			表 2-9	
序号	项目		是	否
1	送、排风机组和空调机组启动是否正常			
2	空调机组运行中是否有异常振动或噪声			
3	送风机组粗效、中效过滤器是否正常			
4	送风机组各段的检修门是否关闭严密			
5	送、排风管路、空调水管路上的阀组是否处于正常工作状态			
6	新风口粗滤网是否有异物堵塞风口			

续表

序号	项目	是	否
7	实验室温度、相对湿度以及空调系统主机进水和回水温度是否处于正常范围		
8	总排风口有无异物堵塞		
9	实验室的压力和压力梯度是否处于正常范围		
10	实验室送、排风口是否有仪器设备或其他物件遮挡		
11	送、排风系统各电动密闭阀、风量调节阀执行机构是否正常工作		
12	防火阀是否处于开启状态		
13	调水系统、制冷剂系统等是否运行,以及相关阀门执行动作是否正确		
14	实验室生物安全柜、动物隔离设备等局部负压排风设备的排风接口是否松动、柔性皮管是否老化		
15	负压 IVC 等负压动物饲养笼具的送排风量及负压值是否符合饲养要求		
16	自控元器件有无电线脱扣现象		
17	空调机组制冷剂高压、低压是否正常		
18	冷凝水管路是否漏水、畅通,防止冷凝水外溢,检查水泵流量、管路是否堵塞		
19	HEPA 压差开关皮管有无松脱		

高等级生物安全实验室空调通风系统维保人员检查表　　　　表 2-10

序号	项目	是	否
1	送、排风机的工作状态,监视器上风机的工作状态、运转速度和风量大小等是否正常		
2	送、排风机状态切换状况是否正常		
3	送、排风机皮带有无松动、老化等情况		
4	风机叶轮有无松动、变形或积灰,轴承运转是否正常		
5	电机是否缺机油		
6	通风系统管道上的密闭阀、风量调节阀上的螺母是否有松动、调节螺杆锁定位置是否偏移		
7	送、排风管道固定吊杆螺丝是否有松动		
8	送、排风管道密闭情况有无异常		

续表

序号	项目	是	否
9	送、排风机的连锁功能是否正常		
10	送、排风机的停机保护装置是否正常		
11	通风管道内生物密闭阀的功能是否有效		
12	在停止工作期间,每月启动运行系统 2 次,能否正常启停		
13	总排风口防虫网是否正常		
14	冷、热水自动调节阀,送风机组的循环水管道上的热/冷水供/回阀门及循环水压力是否正常		
15	冷热交换器有无渗漏		
16	冷、热水管路有无漏水		
17	冷水系统定期清洗有无异常		
18	冷水截止阀等阀门有无漏水		
19	冷水管道有无锈蚀		
20	冷凝水系统定期清洗有无异常		
21	冷凝水管路是否完好、畅通		
22	电磁阀和加湿器的工作情况是否正常		
23	各信号线接口是否松脱		
24	电源线是否松脱		
25	机组底板有无锈蚀		
26	加湿器电极、远红外管及加湿负荷电流情况有无异常		
27	加湿器给、排水管路情况有无异常		
28	排风管道定期消毒有无异常		
29	检查自控系统监视器,观察并记录过滤器两端的压差是否正常		
30	监控系统显示的 HEPA 阻力是否正常		
31	送、排风过滤器外观有无损坏		
32	HEPA 运行后,每年至少进行 1 次检测,其性能是否正常		

续表

序号	项目	是	否
33	送、排风 HEPA 完整性有无异常		
34	送、排风 HEPA 更换前,是否进行彻底消毒		
35	生物密闭阀和风量调节阀的控制箱指示灯是否正常、接触器保险是否熔断		
36	生物密闭阀的气密性是否符合要求		
37	生物密闭阀动作执行情况有无异常		
38	风量调节阀动作执行情况有无异常		
39	制冷/制热机组及水泵运转是否正常		
40	管道系统高、低压力是否正常		
41	水系统中有无空气、是否需要排气		
42	制冷剂高、低压力是否正常及有无泄漏		
43	压缩机运转电流、工作电压、运转声音及吸气压力是否正常		
44	压缩机油压、油位、油温、颜色等是否正常		
45	主机空气开关、接线端子、相序保护器、交流接触器等是否正常		
46	空调系统冬、夏季运行转换是否正常		
47	冷媒管道的保温层是否正常		
48	风冷机组风扇清理,检查风机运转是否正常		
49	水冷机组的清洗、除垢,运转有无异常		
50	清洗水过滤器,检查其运转有无异常		
51	系统出水、回水温度和压力是否正常		
52	清洗制冷/制热机组散热片,检查其运转有无异常		

第3章 给水排水与气体供应系统

3.1 参数要求

给水排水和气体供应是生物安全实验室重要的附属设施，也是实验室建设、运行、维护中的重要一环。给水排水与气体供应的设计，需要充分考虑实验室的使用要求，以及安全要求和维护的便利性要求。生物安全实验室的给排水和气体设计应满足现行国家标准《实验室 生物安全通用要求》GB 19489 和《生物安全实验室建筑技术规范》GB 50346 的要求。

生物安全实验室的给水系统主要涉及冷水、生活热水及动物饮用水（需要时），给水水源一般为市政自来水，条件受限时，也可采用自备水源（河水或井水），水质满足现行国家标准《生活饮用水卫生标准》GB 5749 的要求。流量或压力不足时，还需要加压设备。生活热水主要用于淋浴、洗漱等，热源可选用蒸汽、电力、太阳能、空气源热泵等，水加热设备出口水温为 60℃，配水点水温不低于 45℃。无菌动物、清洁动物需要时还应提供专门的饮水系统，为其提供无菌水，保障饲养动物的洁净属性。生物安全实验室的气体供应一般有压缩空气、氧气和二氧化碳等。排水系统一般可分为生活污水、一般实验废水和含生物活性废水。生活污水为实验人员日常生活产生的废水，就近收集经化粪池处理后再排至污水处理站处理；一般实验废水指的是防护区外产生的冲洗、洗刷及设备排水等废水，可直接排至污水处理站处理；含生物活性废水是指防护区内产生的冲洗、洗刷及设备排水等废水，一般先经过高温高压充分灭活后再排至污水处理站处理。

生物安全实验室的给水和气体供应的流量和压力满足实验室日常使用的要求，并保证留有一定的余量，以满足不可预见的峰值量的需求；排水系统应分质分类设置，满足不同水质污、废水单独收集，分别处理，达标排放的要求。给水排水和气体供应系统还应考虑不同实验内容切换使用的要求，尽量保障针对不同实验内容，不同实验用户的差异化需求。主要的给水排水和气体供应设备应设置备用，给水泵组、化淋设备泵组、压缩空气设备均应考虑备用设备，保证给水排水和气体供应不间断使用，以避免因为设备检修影响正常实验活动。

生物安全实验室的给水排水和气体供应在系统设置上要充分考虑生物安全性，杜绝生物活性物质外泄的风险。高等级生物安全实验室应设置有空气间隙的断流水箱，与市政给水管网隔绝，水箱容积按一天的用水量考虑。以主实验室为单元在给水管道上设置倒流防止器或其他有效的防止回流污染的装置，防止由于虹吸、背压等产生的回流，将生物活性物质带出防护区范围,消除环境的安全隐患。同理,气体管道穿越防护区也要安装防回流装置,避免由于回流污染造成严重后果。实验室专用气体由高压气瓶供给,气瓶应设置在辅助工作区。这些防倒流装置应设置在辅助工作区。排水管道应根据防护区的压差要求设置存水弯和水封高度,以主实验室为单元设置独立的排水管道,并且应在管道上安装检修阀门。高等级防护区排水应独立设置,并应经过物理或化学方式灭活后排放。灭活设备应根据实验活动排放活性物质风险进行选择,保证充分杀灭活性物质。且排水管道的通气管应单独设置,不应接入空调通风系统的排风管道,通风口还应在方便维护的位置设置高效过滤器或其他可靠的消毒装置,消毒装置应能防水,且能原位消毒检漏。

3.2 风险评估和控制措施

3.2.1 设计阶段

给水排水与气体供应系统作为生物安全实验室不可缺少的配套设施,设计阶段不仅要考虑满足实验室使用的要求以及维护的便利性,更要重视生物安全性,各种设备、管道、阀门及附件等要严格按照规范设计,充分考虑安全措施,杜绝活性物质通过给水排水及气体供应系统外溢的风险。

高等级生物安全实验室给水排水与气体供应系统在设计阶段的主要风险评估和控制措施如表 3-1 所示。

高等级生物安全实验室给水排水与气体供应系统在设计阶段的主要风险评估和控制措施　　表 3-1

序号	识别项	风险描述	风险可能性	风险后果	风险等级	可采取的风险控制措施	剩余风险	适用范围 三级	四级
1	总体	生物安全实验室的给水排水和气体管道,未按要求敷设在技术夹层内,与本区域无关的管道穿越防护区	可能发生	影响一般	中	给水排水和气体管道均敷设在技术夹层内,与本区域无关管道不穿越防护区	低	✓	✓
2		给水排水和气体管道穿越生物安全实验室防护区围护结构处未设可靠的密封装置	很可能发生	影响重大	高	各种管道穿越围护结构处均设置穿墙密封器	低	✓	✓
3		生物安全实验室使用的高压气体或可燃气体,没有相应的安全措施	可能发生	影响一般	中	设置压力报警及可燃气体报警等措施	低	✓	✓
4		化学淋浴系统中的化学药剂加压泵未设置备用,未设置紧急化学淋浴设备	可能发生	影响一般	中	化学淋浴系统设置备用泵及紧急化学淋浴设备	低		✓

续表

序号	识别项	风险描述	风险可能性	风险后果	风险等级	可采取的风险控制措施	剩余风险	适用范围 三级	适用范围 四级
5	给水	生物安全实验室防护区的给水管道未设置倒流防止器或其他有效的防止回流污染的装置	很可能发生	影响重大	高	给水管道以主实验室为单元设置倒流防止器	低	√	√
6	给水	ABSL-3和生物安全四级实验室未设置断流水箱	可能发生	影响一般	中	按规范要求设置断流水箱	低	√	√
7		ABSL-3和生物安全四级实验室防护区的淋浴间未根据工艺要求设置强制淋浴装置	可能发生	影响一般	中	按要求设置强制淋浴装置	低	√	√
8		生物安全三级、四级实验室防护区未根据压差要求设置存水弯和地漏的水封深度;构造内无存水弯的卫生器具与排水管道连接时,未在排水口以下设存水弯;排水管道水封处不能保证充满水或消毒液	很可能发生	影响重大	高	防护区内排水点与排水管道连接前均设水封,水封保证充满水或消毒液	低	√	√
9		生物安全三级、四级实验室防护区的排水未进行消毒灭菌处理	可能发生	影响重大	高	生物安全三级、四级实验室排水均采用高温高压灭菌处理	低	√	√
10	排水	生物安全三级、四级实验室的主实验室未设独立的排水支管,未安装阀门	很可能发生	影响一般	中	生物安全三级、四级实验室的主实验室设置独立的排水支管,并应安装阀门	低	√	√
11		生物安全实验室防护区排水系统上的通气管口未单独设置,或接入空调通风系统的排风管道。生物安全三级、四级实验室防护区通气管口未设高效过滤器或其他可靠的消毒装置	很可能发生	影响重大	高	生物安全实验室防护区排水系统设单独的通气立管,并设置高效过滤器	低	√	√
12		生物安全三级、四级实验室辅助工作区的排水未进行监测,未采取适当处理措施,以确保排放到市政管网之前达到排放要求	很可能发生	影响一般	中	生物安全三级、四级实验室辅助工作区的排水,在排入市政管网前进行必要的处理和监测,满足市政管网的排放要求	低	√	√
13	气体	所有供气管穿越防护区处未安装防回流装置,用气点未根据工艺要求设置过滤器	很可能发生	影响重大	高	所有供气管穿越防护区处安装防回流装置和过滤器	低	√	√

3.2.2 运维阶段

在生物安全实验室投入运行后，应根据日常实验活动对给水排水与气体供应系统进行风险评估，对可能出现的风险进行识别，并采取必要的控制措施，保证生物安全实验室的安全有效运行。高等级生物安全实验室给水排水与气体供应系统在运行维护阶段的主要风险评估和控制措施见表 3-2。

高等级生物安全实验室给水排水与气体供应系统在运行维护阶段的主要风险评估和控制措施

表 3-2

序号	识别项	风险描述	风险可能性	风险后果	风险等级	可采取的风险控制措施	剩余风险	适用范围 三级	四级
1	给水	断流水箱缺水或加压供水设备故障	可能发生	影响一般	中	日常监测、安全检查 水箱设置低液位报警，水泵运行状态实时监控，并定期巡检。设备所在房间设计防物、安防措施	低	✓	✓
2		给水管道或检修阀门漏水	可能发生	影响较小	低	日常监测、安全检查 应关注管道和阀门密闭性	低	✓	✓
3		水封或存水弯缺水	很可能发生	影响重大	高	日常运行应定时补水	低	✓	✓
4	排水	防护区排水管道或检修阀门漏水	可能发生	影响重大	高	日常监测、安全检查 应关注管道和阀门密闭性	低	✓	✓
5		防护区排水系统通气管高效过滤器失效	很可能发生	影响重大	高	日常监测、安全检查、年度检测应关注高效过滤器完整性	低	✓	✓
6	气体供应	空气压缩机（供气系统）故障	较不可能发生	影响较大	中	日常监测、安全检查 应关注空气压缩机、减压阀等设备的巡检，发现问题及时检修	低	✓	✓
7		气瓶固定不牢	较不可能发生	影响较大	中	日常监测、安全检查 应关注气瓶安装与固定情况，发现问题及时处理	低	✓	✓

3.3 安装要求

3.3.1 给水排水及气体供应管道

生物安全实验室的给水排水干管、气体管道的干管，应敷设在技术夹层内。防护区内应少敷设管道，与本区域无关管道不应穿越，且防护区内的管道宜明敷，以便于维护管理和检修。给水排水和气体管道穿越生物安全防护区的围护结构处需采用可靠的密封装置，这是保证实验室达到生物安全的重要措施，维持实验室正常负压、定向气流和洁净度，防止气溶胶向外扩散。进出防护区的给水排水和气体管道应不渗漏、耐压、耐高温和耐腐蚀，避免因管道泄漏造成生物安全风险。管道上的阀门应选用耐久、密封性好、易操作的阀门，且安装在易于观察操作的位置。

3.3.2 给水排水及气体供应设备

各种给水排水及气体供应设备应与设备厂家积极配合，事先做好预留预埋工作，熟悉设备的安装图纸和安装使用说明，做好设备就位、调整、找平和调平。安装完成后，要配合做好设备的调试和试运转。试运转应按照先空载后负荷，先单机后联动的顺序进行，保证给水排水和气体供应设备的各种动作、连锁控制等均符合功能要求。

3.4 验收要求

高等级生物安全实验室给水排水与气体供应系统验收时可能检查出的问题如表 3-3 所示。

高等级生物安全实验室给水排水与气体供应系统验收时可能检查出的问题　表 3-3

序号	检查出的问题	评价		适用范围	
		严重缺陷	一般缺陷	三级	四级
1	给水排水干管、气体管道的干管，未敷设在技术夹层内；防护区内与本区域无关管道穿越防护区		√	√	√
2	引入防护区内的管道未明敷		√	√	√
3	防护区给水排水管道穿越生物安全实验室围护结构处未设可靠的密封装置或密封装置的严密性不能满足所在区域的严密性要求	√		√	√
4	防护区管道系统渗漏、不耐压、不耐温、不耐腐蚀；实验室内没有足够的清洁、维护和维修明露管道的空间	√		√	√
5	使用的高压气体或可燃气体没有相应的安全措施	√		√	√
6	防护区给水管道未采取设置倒流防止器或其他有效的防止回流污染的装置或这些装置未设置在辅助工作区	√		√	√
7	ABSL-3 和生物安全四级实验室未设置断流水箱		√	√	√
8	化学淋浴系统中的化学药剂加压泵未设备用泵或未设置紧急化学淋浴设备	√		√	√

续表

序号	检查出的问题	评价		适用范围	
		严重缺陷	一般缺陷	三级	四级
9	防护区的给水管路未以主实验室为单元设置检修阀门和止回阀		√	√	√
10	洗手装置未设置在主实验室出口处或对于用水的洗手装置的供水未采用非手动开关		√	√	√
11	未设紧急冲眼装置	√		√	√
12	ABSL-3和生物安全四级实验室防护区的淋浴间未根据工艺要求设置强制淋浴装置	√		√	√
13	大动物生物安全实验室和需要对笼具、架进行冲洗的动物实验室未设必要的冲洗设备		√	√	√
14	给水管路未涂上区别于一般水管的醒目的颜色		√	√	√
15	室内给水管材未采用不锈钢管、铜管或无毒塑料管等材料或管道未采用可靠的方式连接		√	√	√
16	大动物房和解剖间等处的密闭型地漏不带活动网框或活动网框不易于取放及清理		√	√	√
17	防护区未根据压差要求设置存水弯和地漏的水封深度;构造内无存水弯的卫生器具与排水管道连接时,未在排水口以下设存水弯,排水管道水封处不能保证充满水或消毒液	√		√	√
18	防护区的排水未进行消毒灭菌处理	√		√	√
19	实验室未设独立的排水支管或独立的排水支管上未安装阀门		√	√	√
20	活毒废水处理设备未设在最低处		√	√	√
21	防护区活毒废水的灭菌装置未采用高温灭菌方式。未在适当位置预留采样口和采样操作空间	√		√	√
22	防护区排水系统上的通气管口未单独设置或接入空调通风系统的排风管道	√		√	√
23	通气管口未设高效过滤器或其他可靠的消毒装置	√		√	√
24	辅助工作区的排水,未进行监测,未采取适当处理装置		√	√	√
25	防护区内排水管线未明设,未与墙壁保持一定距离		√	√	√
26	防护区排水管道未采用不锈钢或其他合适的管材、管件;排水管材、管件不满足强度、温度、耐腐蚀等性能要求	√		√	√
27	双扉高压灭菌器的排水未接入防护区废水排放系统	√		√	√
28	气瓶未设在辅助工作区;未对供气系统进行监测		√	√	√
29	所有供气管穿越防护区处未安装防回流装置,未根据工艺要求设置过滤器	√		√	√
30	防护区设置的真空装置,没有防止真空装置内部被污染的措施,未将真空装置安装在实验室内	√		√	√
31	正压服型生物安全实验室未配备紧急支援气体或紧急支援气体的供气时间少于60min/人	√		√	√

续表

序号	检查出的问题	评价		适用范围	
		严重缺陷	一般缺陷	三级	四级
32	供操作人员呼吸使用的气体的压力、流量、含氧量、温度、湿度、有害物质的含量等不符合职业安全的要求	✓		✓	✓
33	充气式气密门的压缩空气供应系统的压缩机未备用或供气压力和稳定性不符合气密门的供气要求	✓		✓	✓

此外，给水排水和气体供应管道的验收应按照现行国家标准《建筑给水排水及采暖工程施工质量验收规范》GB 50242 和《给水排水管道工程施工及验收规范》GB 50268 的规定进行。

管道安装完毕后应按设计规定对管道系统进行强度、严密性试验，以检查管道系统及各连接部位的工程质量。给水管道、压力排水管道和气体管道应进行水压试验或气压试验；重力流排水管道应做灌水试验，隐蔽或埋地的排水管道必须在隐蔽前做灌水试验。其中生物活性废水管道采用不锈钢管道，应进行 100% 探伤检验。压力设备按照国家对压力容器的有关规定，由厂家负责试压后交付使用，并出具产品合格证。

3.5 运维要求

实验室在投入使用前，应制定详细的维护保养手册，根据各系统设备的情况，分别进行适当的检查、维护和保养。对于部分简单设备管道需要进行日常常规维护保养，部分成套复杂设备需要设备生产厂家或具有专业资质的维护保养单位进行维护保养；压力传感器、温度传感器、湿度传感器、压力表、温度计等计量器件应按照国家和地方的有关规定，委托有资质的机构进行检测和维修保养。

高等级生物安全实验室给水排水和气体供应系统日常维护保养的项目包括但不限于：

（1）定期对地漏水封充消毒液（每天）；

（2）定期检查加压供水系统工作情况，水箱的液位、水泵的供水流量、压力是否正常，连锁是否有效（每天）；

（3）定期检查热水加热设备工作情况，热水、热媒供回水温度，供回水压力，循环泵工作状态，热水给水水质（每天）；

（4）定期检查压缩空气设备工作情况（每天）；

（5）定期检查高压气瓶状态，包括气瓶重量，密封情况（每天）；

（6）定期检查活毒废水处理设备工作情况，包括工作温度、压力及水位（每天）；

（7）定期检查通风管道高效过滤器状态，是否需要清洗或更换（每天）；

（8）定期检测活毒废水处理设备出水水质（每周）；

（9）定期检测辅助工作区排水水质（每月）；

（10）定期检测项目总排水水质（每月）；

（11）定期对给水排水及气体管道阀门进行巡检（每周）；

（12）定期对断流水箱进行清洗消毒（每半年）。

此外，对于化学淋浴装置和废液灭活装置，需要专业维护保养单位对其进行定期检测维护，确保全系统可靠安全运行。

高等级生物安全实验室给水排水和供气系统巡检人员、维保人员检查表如表 3-4、表 3-5 所示。

高等级生物安全实验室给水排水和供气系统巡检人员检查表　　表 3-4

序号	项目	是	否
1	检查地漏水封充情况		
2	检查水箱液位情况		
3	检查水泵供水流量		
4	检查供水压力情况		
5	检查供回水联动循环泵情况		
6	检查压缩空气机工作情况		
7	检查高压气瓶状态情况		
8	检查活毒废水设备工作情况		
9	检查通气高效过滤器状态		
10	检查电控箱指示灯是否正常		

高等级生物安全实验室给水排水和供气系统维保人员检查表　　表 3-5

序号	项目	是	否
1	压力表定期检测		
2	管道过滤器清理		
3	管道保温修复		
4	检查管道是否漏气、漏水		
5	管道及阀门除锈并防锈		
6	电动阀门动作启停		
7	排污泵启停是否正常		
8	配电箱线路检查是否有老化		
9	配电箱线路检查是否有螺丝松动		
10	清洗活毒废水设备、阀门检查		

第4章 电源供应系统

4.1 参数要求

生物安全实验室必须保证用电的可靠性，因此电源供应系统是生物安全实验室运行的基础。

每个生物安全实验室都必须设有至少一个独立专用配电箱，生物安全三级实验室应采用独立双路电源供电，当不具备独立双路电源供电条件时，应设置柴油发电机组或不间断电源；在此基础上，生物安全四级实验室同时应设置第三电源（如不间断电源、柴油发电机组等）。备用电源应在不引起任何事故的情况下自动投入运行。

配电系统应包括：配变电系统、备用电源系统、不间断电源系统等。

各系统主要包括下列内容：

（1）变配电系统：配电柜、变压器、0.4kV 配电柜等。

（2）备用电源系统：柴油发电机组、发电机组并机柜等。

（3）不间断电源系统：交流不间断电源、直流不间断电源、输入配电柜（屏）、输出配电柜、蓄电池组等。

在此基础上，电源供应系统应满足以下要求：

（1）电源供应系统应按容错要求配置，并应有冗余。

（2）生物安全柜、送风机和排风机、照明、自控系统、监控和报警系统、污水处理系统、动物笼具等配备不间断备用电源的电力应至少维持 30min。

（3）柴油发电机系统应能承受柔性负载的影响。

（4）电子信息设备向电网注入的谐波量应符合国家标准的规定。

（5）容错配置的配变电系统、不间断电源系统等，宜分别布置在不同的物理隔间内。

4.2 风险评估和控制措施

在生物安全实验室设计阶段，应首先根据工程的重要性（或称之为生物安全实验室建设级别）来确定其用电负荷的等级、供电电源数量以及是否设置不间断电源和自备发电设备。生物安全三级实验室应按一级负荷供电，当按一级负荷供电有困难时，应设置不间断电源。生物安全四级实验室必须按一级负荷供电，并设置不间断电源。

4.2.1 设计阶段

高等级生物安全实验室电源供应系统在设计阶段的主要风险评估和控制措施如表 4-1 所示。

高等级生物安全实验室电源供应系统在设计阶段的主要风险评估和控制措施　　表 4-1

序号	识别项	风险描述	风险可能性	风险后果	风险等级	可采取的风险控制措施	剩余风险	适用范围 三级	适用范围 四级
1	配电	BSL-3 和 ABSL-3 中的 a 类和 b1 类实验室未按一级负荷供电时，未采用一个独立供电电源；特别重要负荷未设置应急电源，应急电源采用不间断电源的方式时，不间断电源的供电时间小于 30min；应急电源采用不间断电源加自备发电机的方式时，不间断电源不能确保自备发电设备启动前的电力供应	很有可能发生	影响特别重大	极高	一级负荷供电，同时配备 UPS，满足重要设备不少于 30min 供电	低	√	
2		ABSL-3 中的 b2 类实验室和生物安全四级实验室未按一级负荷供电；特别重要负荷未同时设置不间断电源和自备发电设备作为应急电源；不间断电源不能确保自备发电设备启动前的电力供应	很有可能发生	影响特别重大	极高	一级负荷供电，同时配备 UPS，满足重要设备不少于 30min 供电，另外配备柴油发电机	低	√	√
3		未设有专用配电箱	可能发生	影响一般	中	设有专用配电箱	低	√	√
4		专用配电箱未设在该实验室的防护区外	可能发生	影响较大	中	专用配电箱设置于防护区外	低	√	√
5		未设置足够数量的固定电源插座；重要设备未单独回路配电，未设置漏电保护装置	可能发生	影响较大	中	满足电气冗余和安全性要求	低	√	√
6		配电管线未采用金属管敷设；穿过墙和楼板的电线管未加套管且未采用专用电缆穿墙装置；套管内未用不收缩、不燃材料密封	可能发生	影响较大	中	采用金属管敷设，安装符合相关标准的要求	低	√	√

序号	识别项	风险描述	风险可能性	风险后果	风险等级	可采取的风险控制措施	剩余风险	适用范围	
								三级	四级
7	照明	室内照明灯具未采用吸顶式密闭洁净灯;灯具不具有防水功能	可能发生	影响一般	中	采用吸顶式密闭洁净灯	低	√	√
8		未设置不少于30min的应急照明及紧急发光疏散指示标志	可能发生	影响重大	高	应急照明挂在UPS上,可满足不少于30min照明要求	低	√	√
9		实验室的入口和主实验室缓冲间入口处未设置主实验室工作状态的显示装置	可能发生	影响重大	高	主实验室缓冲间入口处设置工作状态显示装置	低	√	√

4.2.2 运维阶段

高等级生物安全实验室电源供应系统在运行维护阶段的主要风险评估和控制措施如表4-2所示。

高等级生物安全实验室电源供应系统在运行维护阶段的主要风险评估和控制措施 表4-2

序号	识别项	风险描述	风险可能性	风险后果	风险等级	可采取的风险控制措施	剩余风险	适用范围	
								三级	四级
1		备用电源(UPS)无法正常接入或无法满足维持系统正常运行30min的要求	可能发生	影响特别重大	极高	安全检查、年度检测应关注备用电源(UPS)能否正常接入以及满足维持系统正常运行30min的要求	低	√	√
2	配电	不间断电源插座数量不足或与普通插座混用	可能发生	影响较大	中	日常监测、安全检查、年度检测应关注插座用电设备,及时调整使用不当用电设备	低	√	√
3		断路器、接触器端子松动烧蚀	可能发生	影响重大	高	日常监测、安全检查时应逐一紧固	低	√	√
4		电缆运行温度高	较不可能发生	影响较大	中	日常监测、安全检查应对主要电缆进行测温,尤其是增加设备后	低	√	√
5	照明	房间照度不符合要求	可能发生	影响较小	低	年度检测时应检测照度,发现偏离及时处理	低	√	√
6		无应急照明灯,或无法满足30min照明要求	可能发生	影响一般	中	安全检查时关注应急照明等性能,确保符合要求	低	√	√

4.3 安装要求

一级供电条件：

（1）供电来自两个不同的发电厂；

（2）供电分别来自不同的开闭站；

（3）一路供电来自开闭站，另一路供电来自自发电设备。

当按一级负荷供电有困难时，应采用一个独立供电电源，且特别重要负荷应设置应急电源。

备用电源设备可选择柴油发电机组或应急电源，根据实验室具体情况考虑备用电源冗余量。

高等级生物安全实验室的专用配电箱应设在该实验室的防护区外。

实验室应有独立的配电机房，机房应安装空调且温湿度可以调控，且应安装门禁系统或制定可以管控人员进出的其他措施。

照明应急措施可在一部分照明灯具内安装镍镉电池，电池供电时间不应少于30min。

照明灯具安装方式可以是嵌入式安装或吸顶式安装，安装时确保开孔的密闭性。

4.4 验收要求

（1）高等级生物安全实验室用电应符合相关标准要求的用电设计和安装方式，主供电验收按电力部门的要求进行验收。

（2）一级负荷应急电源采用不间断电源的方式时，不间断电源的供电时间不应少于30min；应急电源采用不间断电源加自备发电机的方式时，不间断电源应能确保自备发电设备启动前的电力供应。

（3）实验室内照明应能一键主控，平均照度不小于300lx，应急照明时间不少于30min。

（4）实验室配电机房应独立，有可控温湿的空调设备。

（5）配电箱应专用，位置应考虑维修的便利、操作的风险、恶意破坏的风险以及受潮水浸的风险。

4.5 运维要求

涉及电路与电气设备操作的人员应持有安全生产监督管理部门核发的"特种作业操作证"，维护工作必须由直接操作人员和监护人共同进行。建立电气系统设备设施（包括发电机、配电箱、不间断电源、固定电源插座等）的档案台账。

每日对低压配电设备和运行环境进行巡检，日常巡检内容应至少包括以下项目：

（1）电源柜及其他电器装置的台座应与建筑楼地面牢靠固定。

（2）标识明确、外观良好、内外清洁。

（3）干线与电源柜应采用压接端子链接。电缆电线连接应可靠，不得有压扁和保护层断裂等现象。

（4）UPS 主机现场有操作指南说明。

（5）各种自动、告警和保护功能应正常。

（6）机器清洁：每月清洁散热风口、风扇及滤网。

（7）记录 UPS 的输入输出电压、电流及负载百分比。

（8）检查告警指示及显示功能。

每周清洁机房卫生，清洁配电箱柜卫生，清洁配电机柜通风风扇、UPS 散热风扇；检查防止小动物进入配电室的措施是否完好，防止啮齿类动物进入配电室的通道（包括门、窗、排气扇以及穿线管等）的密封情况是否完好。

每周对 UPS 不间断电源和运行环境进行巡检，巡检内容应至少包括：主机参数、电池箱环境、电池外观、电池本体、开关状态及主机指示。每季度对 UPS 电源进行深度充放电，检测浮充电压、均充电压、电池容量、温度、充放电状态并记录。每 3～5 年全面更新更换 UPS 电池。

每月清洁维护机房空调，保持机房空调工况稳定。

每月对配电箱柜内电气元件进行检查，对常闭元器件进行测温并记录。

每季度检查主要设备配电分支管线，检查设备的端子紧固情况，特别是有震动或易受潮端点。

每季度对实验区域及配套功能房间的普通照明、应急照明进行检查，及时更换损坏和光衰严重的光源。

每年对各用电设备及配电柜接线端子的紧固情况进行检查。

每年对低压配电设备进行一次预防性维护，内容如表 4-3 所示。

低压配电设备预防性维护内容　　　　　　　　　　　　　　　　　表 4-3

序号	检查维护项目	维护内容
1	配电柜体外观检查	柜面无脱漆、变形；盘面标识清晰；柜内整体无异常情况
2	主母线及控制回路绝缘电阻检查	采用 500VDC 或 1000VDC 绝缘电阻测试仪测试，绝缘电阻值应不小于 0.5MΩ。测试时应考虑接地方式和二次控制功能，断开相应接地
3	接地连接检查	根据实际的接地系统要求检查系统及盘柜接地连接的可靠性；出线电缆的接地连接；盘柜门的等电位接地连接
4	母线及电缆连接力矩检查	用力矩扳手对主要连接部分进行紧固性检查，符合力矩要求
5	密封性	供配电装置对小动物和防水的密封性检查及处理
6	断路器外观检查	外观正常（连接触头无过热氧化迹象、灭弧室外无喷弧痕迹、前面板完整无缺损、框架无变形、二次端子完好、二次线标识清晰等）

右上角：续表

序号	检查维护项目	维护内容
7	相与相及上下端口间绝缘检查	采用500VDC绝缘电阻测试仪测试,绝缘电阻值应不小于0.5MΩ
8	触头磨损检查(空气断路器)	打开灭弧室盖,检查三相触头磨损程度是否在可接受范围
9	脱扣力检查(空气断路器)	采用专用仪器测试空气断路器主执行机构的脱扣力
10	机械操作检查	摇入摇出操作、手动储能、手动分合闸、框架夹头压紧力检查
11	连锁功能检查	检查机械及电气连锁功能是否正常
12	机械特性测试(空气断路器)	采用机械特性检查仪测试储能电机电流曲线及储能时间、分合速度、三相同期性、接触电阻、弹跳与超程等
13	保护单元动作特性检测	采用保护单元测试仪对保护单元进行功能测试与选择性分析
14	电容器外观检查	电容器外观无鼓肚变形、连接电缆无变色、接触器及串联电抗器等主要元件外观正常,柜内通风孔无遮挡,防尘网无积尘
15	主进线谐波检测(带负载)	用电能质量分析仪检测总谐波畸变率及各次谐波含量
16	控制器设置及报警记录检查	检查计量显示、参数设定、报警记录等
17	分步电容的分相电流(带电)	手动投入时用钳形电流表测试
18	分步投切时接触器状态	观察接触器投入、推出过程中的振动、噪声等
19	分步投切时盘面指示检查	手动投切时观察功率因数、电流值、步数指示等显示变化
20	风扇启动检查	手动启停风扇检查其功能状态
21	电容器容值测试(停电时)	用电容表测试每组电容器的相间容值,不低于理论值的10%
22	接触器回路电阻测试	分相测量每一路接触器的接触电阻(停电状态下,手动推合)

高等级生物安全实验室电源供应系统巡检人员、维保人员检查表如表4-4、表4-5所示。

高等级生物安全实验室电源供应系统巡检人员检查表　　　　表4-4

序号	项目	是	否
1	检查照明灯、室内温湿度		
2	检查漏水和结霜情况		
3	检查防鼠害措施		
4	检查柜体完整性		
5	检查回路铭牌、标号		
6	检查指示灯及仪表工作状态		
7	检查配电柜、断路器分/合位置		
8	检查配电柜异常声响、振动、气味		

续表

序号	项目	是	否
9	检查开关状态、指示灯状态、报警信息		
10	UPS风扇状态、异常声响		
11	UPS蓄电池外观,漏液、遗酸、鼓包变形情况		
12	蓄电池极柱和连接条腐蚀情况		

高等级生物安全实验室电源供应系统维保人员检查表　　　　表 4-5

序号	项目	是	否
1	清扫清洁(柜体、开关、绝缘件、母线、电缆清洁)		
2	电气连接(母线、电缆连接螺栓力矩检查及处理)		
3	绝缘件处理		
4	接地检查(功能接地、保护接地可靠性检查及处理)		
5	密闭性处理(防止小动物进入及防水处理)		
6	断路器外观检查		
7	UPS电源放电检测		
8	UPS切换功能(主路、旁路、电池间相互转换功能检查及处理)		
9	蓄电池外观检查		

第5章 自控系统

5.1 参数要求

为完成一定任务，要求各种自控系统的被控制量必须迅速而准确地随给定量的变化而变化，并且尽量不受其他因素影响。

高等级生物安全实验室空调净化自动控制系统应能保证各房间之间定向流方向的正确及压差的稳定。

高等级生物安全实验室的自控系统应具有压力梯度、温湿度、连锁控制、报警等参数的历史数据存储显示功能，自控系统控制箱应设于防护区外。

高等级生物安全实验室自控系统报警信号应分为重要参数报警和一般参数报警。重要参数报警应为声光报警和显示报警，一般参数报警应为显示报警。应在主实验室内设置紧急报警按钮。

高等级生物安全实验室应在有负压控制要求的房间入口的显著位置，安装显示房间负压状况的压力显示装置。

高等级生物安全实验室空调净化系统启动和停机过程应采取措施防止实验室内负压值超出围护结构和有关设备的安全范围。

高等级生物安全实验室防护区的送风机和排风机应设置保护装置，并应将保护装置报警信号接入控制系统。

高等级生物安全实验室防护区的送风机和排风机宜设置风压差检测装置，当压差低于正常值时发出声光报警。

高等级生物安全实验室防护区应设送、排风系统正常运转的标志，当排风系统运转不正常时应能报警。备用排风机组应能自动投入运行，同时应发出报警信号。

高等级生物安全实验室防护区的送风和排风系统必须可靠连锁，空调通风系统开机顺序应符合《生物安全实验室建筑技术规范》GB 50346—2011 第 5.3.1 条的规定。

当空调机组设置电加热装置时应设置送风机有风检测装置，并在电加热段设置监测温度的传感器，有风信号及温度信号应与电加热连锁。

高等级生物安全实验室的空调通风设备应能自动和手动控制，应急手动应有优先控制权，且应具备硬件连锁功能。

高等级生物安全实验室应设置监测送风、排风高效过滤器阻力的压差传感器。

在空调通风系统未运行时，防护区送风、排风管上的密闭阀应处于常闭状态。

5.2 风险评估和控制措施

实验室出现正压和气流反向是严重的故障,将可能导致生物安全实验室内有害气溶胶的外溢,危害人员健康及污染环境。实验室应建立有效的控制机制,合理安排送、排风机启动和关闭的顺序和时差,同时考虑生物安全柜等安全隔离装置及密闭阀的启、闭顺序,有效避免生物安全实验室和安全隔离装置内出现正压和倒流的情况发生。为避免人员误操作,应建立自动连锁控制机制,尽量避免完全采取手动方式操作。

报警方案的设计异常重要,原则是不漏报、不误报、分轻重缓急、传达到位。当无论出现何种异常时,中控系统都应有即时提醒,不同级别的报警信号要易区分。紧急报警应设置为声光报警,声光报警为声音和警示灯闪烁相结合的报警方式。报警声音信号不宜过响,以能提醒工作人员而又不惊扰工作人员为宜。监控室和主实验室内应安装声光报警装置,报警显示应始终处于监控人员可见和易见的状态。主实验室内应设置紧急报警按钮,以便需要时实验人员可向监控室发出紧急报警。

高等级生物安全实验室的自控系统应具有压力梯度、温湿度、连锁控制、报警等参数的历史数据存储、显示功能,方便管理人员随时查看实验室历史参数数据,自控系统控制箱应设于防护区外。

5.2.1 设计阶段

高等级生物安全实验室自控系统在设计阶段的主要风险评估和控制措施如表 5-1所示。

高等级生物安全实验室自控系统在设计阶段的主要风险评估和控制措施　表 5-1

序号	识别项	风险描述	风险可能性	风险后果	风险等级	可采取的风险控制措施	剩余风险	适用范围 三级	适用范围 四级
1	自动控制	空调净化自动控制系统不能保证各房间之间定向流方向的正确及压差的稳定	可能发生	影响重大	高	通过控制送、排风机启动顺序和控制变风量阀开度等措施,确保定向气流和压差	低	√	√
2		自控系统不具有压力梯度、温湿度、连锁控制、报警等参数的历史数据存储、显示功能;自控系统控制箱未设于防护区外	可能发生	影响重大	高	自控系统具有数据存储、显示功能,服务器设置于中控室内	低	√	√
3		自控系统报警信号未分为重要参数报警和一般参数报警。重要参数报警为非声光报警和显示报警,一般参数报警为非显示报警。未在主实验室内设置紧急报警按钮	可能发生	影响重大	高	区分重要报警和一般报警,重要报警为声光报警,在主实验室内设置紧急报警按钮	低	√	√

续表

序号	识别项	风险描述	风险可能性	风险后果	风险等级	可采取的风险控制措施	剩余风险	适用范围	
								三级	四级
4		有负压控制要求的房间入口位置未安装显示房间负压状况的压力显示装置	可能发生	影响较大	中	有负压控制要求的房间入口位置安装显示房间负压状况的指针式压力表	低	√	√
5		自控系统未预留接口	可能发生	影响较大	中	预留20%的冗余接口	低	√	√
6		空调净化系统启动和停机过程未采取措施防止实验室内负压值超出围护结构和有关设备的安全范围	很可能发生	影响重大	高	送、排风机连锁,风量跟踪控制,可预防负压值超出围护结构承压范围,调试证实最大负压不超过−200Pa	低	√	√
7		送风机和排风机未设置保护装置;送风机和排风机保护装置未将报警信号接入控制系统	可能发生	影响一般	中	送、排风机均设有过载保护装置,与自控系统各报警信号连锁控制	低	√	√
8	自动控制	送风机和排风机未设置风压差检测装置;当压差低于正常值时不能发出声光报警	可能发生	影响较大	中	在风机出入口侧设置压差检测装置,可在线监测风机运行状态	低	√	√
9		防护区未设送、排风系统正常运转的标志;当排风系统运转不正常时不能报警;备用排风机组不能自动投入运行,不能发出报警信号	可能发生	影响特别重大	极高	设置备用排风机,一用一备,切换过程正常,未出现绝对压力逆转,且有报警信号发出,声光报警为紧急报警(重要报警)	低	√	√
10		送风和排风系统未可靠连锁,空调通风系统开机顺序不符合标准的要求	可能发生	影响重大	高	可靠连锁,排风机先于送风机开启,后于送风机关闭	低	√	√
11		当空调机组设置电加热装置时未设置送风机有风检测装置;在电加热段未设置监测温度的传感器;有风信号及温度信号未与电加热连锁	可能发生	影响重大	高	设无风超温报警,与电加热器连锁	低	√	√

续表

序号	识别项	风险描述	风险可能性	风险后果	风险等级	可采取的风险控制措施	剩余风险	适用范围	
								三级	四级
12		空调通风设备不能自动和手动控制,应急手动没有优先控制权,不具备硬件连锁功能	可能发生	影响较大	中	可自动、手动控制切换,手动有优先控制权	低	√	√
13		防护区室内外压差传感器采样管未配备与排风高效过滤器过滤效率相当的过滤装置	很可能发生	影响特别重大	极高	在取压管室内侧采样口配备高效过滤器	低		√
14	自动控制	未设置监测送、排风高效过滤器阻力的压差传感器	可能发生	影响较大	中	设置送、排风高效过滤器阻力监测压差传感器,自控系统显示阻力数值,阻力超限后可自动报警,提示更换过滤器	低	√	√
15		在空调通风系统未运行时,防护区送、排风管上的密闭阀未处于常闭状态	可能发生	影响较大	中	系统未运行时,处于常闭状态,如果状态反馈与设定条件不符,应自动发出提示	低	√	√

5.2.2 运维阶段

高等级生物安全实验室自控系统在运行维护阶段的主要风险评估和控制措施如表5-2所示。

自控系统高等级生物安全实验室在运行维护阶段的主要风险评估和控制措施　表5-2

序号	识别项	风险描述	风险可能性	风险后果	风险等级	可采取的风险控制措施	剩余风险	适用范围	
								三级	四级
1	工况切换	生物安全柜、动物隔离设备、IVC、负压解剖台等设备的启停,对防护区压力梯度影响可靠性验证不符合要求	可能发生	影响较大	中	日常监测、安全检查、年度检测应关注生物安全关键防护设备启停对房间压力影响是否符合要求	低	√	√
2		当空调机组设置电加热装置时未设置送风机有风检测装置;在电加热段未设置监测温度的传感器;有风信号及温度信号未与电加热连锁	可能发生	影响重大	高	日常监测、安全检查应关注无风超温报警,与电加热器连锁	低	√	√

序号	识别项	风险描述	风险可能性	风险后果	风险等级	可采取的风险控制措施	剩余风险	适用范围	
								三级	四级
3	工况切换	防护区室内外压差传感器采样管未配备与排风高效过滤器过滤效率相当的过滤装置	很可能发生	影响特别重大	极高	取压管室内侧采样口配备高效过滤器	低	√	√
4		送、排风高效过滤器阻力压差传感器失效	可能发生	影响一般	中	定期校准	低		√
5		在空调通风系统未运行时,防护区送、排风管上的生物安全密闭阀未处于常闭状态	可能发生	影响较大	中	日常监测、安全检查、年度检测关注密闭阀关闭状态	低	√	√
6		门禁互锁功能失效、紧急解锁功能失效、门禁反馈自控系统有误	可能发生	影响一般	中	日常监测、安全检查、年度检测关注门禁反馈	低	√	√

5.3 安装要求

5.3.1 控制系统设备的安装

控制系统设备的安装严格按照下述顺序进行检测安装:严格按照施工图、产品说明书及有关的技术标准进行设备安装。施工图纸不足时,根据现场施工的要求,补足必备的施工图纸。隐蔽工程、防雷接地工程均认真做好施工及测试记录,接地埋设深度和接地电阻值必须严格遵从设计要求,接地线连接紧密,焊缝平整,防腐良好。每个单项工程完工之后,均按有关标准自检,及时做好施工测试、记录、资料归档及完善竣工图等工作,为工程验收做好准备。计算机和 PLC 的安装,原则上由专业技术人员实施,采取防静电措施,严格执行操作规程。PLC 模块安装完后,首先离线检查所有电源是否正常。离线检查PLC 程序:逐一检查模块功能及通信总线、站号、设定及其他控制功能。检查 DI、DO、AI 接口,检查各路各类信号是否正确传输。上位机安装到位后,检查网络连接情况,以及上下位机之间的通信情况及网络总线的安装及保护情况。

5.3.2 电缆的敷设

电缆敷设前必须进行绝缘电阻测试,并将测试结果记录保存。按规范将强电和弱电电缆分开敷设,保持安全距离,防止电磁干扰。屏蔽电缆的敷设要保证屏蔽层不受损坏,且屏蔽层接地良好。电缆敷设中的隐蔽工程,要有完整的记录。电缆两端要挂号码牌,便于系统维护和检修。

5.3.3 仪表的安装

仪表的安装应在工艺设备安装基本就绪后进行。进场后首先开展的工作将是取样部件的安装，特别是工艺管道上取样部件的安装（如取样接头、取压元件、流量测量元件）。这些取样点的安装位置都要满足设计要求，不影响工艺管道、设备的吹扫、冲洗及试压工作。由于仪表、计算机、PLC 等属于精密贵重的设备，因此应特别注意仪表设备（传感器、变送器）、计算机系统的安全，选择恰当的安装时间。在仪表设备整体安装前要做好准备工作，如配电缆保护管敷设、制作安装仪表保护支架等。在工艺设备、土建专业的安装工作基本结束，且现场条件相对洁净、有序的条件下，再进行仪表设备安装。

5.4 验收要求

按照工程清单验收自控系统设备软硬件，包括第三方检测验证和 CNAS 现场评审。

5.5 运维要求

自动控制系统是高等级生物安全实验室安全运行的核心，由于自动化程度高、专业性强，维修的技术难度大。因此，自控系统操作和管理人员的工作重点通常在于正确使用与操作和一般性维护，对于维修和深层的维护保养工作可委托施工单位或有资格/资质的维保公司来承担。

不同实验室自控系统所采用的控制器、组态软件以及控制对象等都不相同，每个实验室应根据各自系统的特点制定自动控制系统标准操作规程。自控系统须由经授权的自控操作人员进行操作，严格按照实验室自动控制系统标准操作规程使用、操作、维护和保养。实验室设施负责人应在运行过程中随时进行监督检查管理。

自控系统运维内容包括以下方面：

（1）自控系统软件操作情况，系统稳定性检查及维护，系统程序更新及功能升级。

（2）实验室启动和关停时，通风系统送风机、排风机、生物安全柜等隔离装置以及送、排风管道生物密闭阀和风量调节阀联动控制情况的检查及调整。

（3）检查及调整风机故障时备用风机自动切换功能，以及切换过程压力梯度保持情况。

（4）风机风量检测、通风管路静压检测、送排风机连锁控制风量平衡情况的检查及维保。

（5）房间内压力、压差、温度、湿度自动检测、记录系统的检查及维保。

（6）送、排风温度、湿度自动检测系统的检查及维保。

（7）空调系统运行工况的自动转换控制情况的检查及调整，空调制冷设施设备自动连锁和保护情况的检查及调整。

（8）冷水泵的转速自动调整性能检查及维保。制冷系统中温度、压力（蒸发器进出口处水的温度与压力、冷凝器冷却水出口处的温度与压力、润滑系统中润滑油的温度及压力）等参数的检测、控制、信号报警、连锁等性能的检查及维保。

（9）空调机组自控阀件检查、空气过滤器进出口的静压差显示情况的检查及系统维保。

（10）报警系统对所有故障和控制指标报警情况的检查及系统维保。

（11）门的互锁机构和互锁解除功能的检查与维护。

（12）实验室防护区内有控制要求的参数、关键设施设备的运行状态，故障的现象、发生时间和持续时间的监控、记录和存储情况检查及系统维护。

（13）自动控制柜（弱电柜）电子元器件/模块、线路检查及维保。

（14）定期提出自控系统重要配件购置计划并保持足够的库存，防止在紧急维修情况下由于备件问题影响实验室运行。

专业的检测与维修，包括但不限于压力传感器、温度传感器等敏感元件的检测与维保；电动调节调、气动调节阀、电压调节装置、电动执行器等的检测与维保；房间微压差表、门禁控制器以及门的互锁控制器的检测与维保。

高等级生物安全实验室自控系统巡检、维保人员检查表如表 5-3 和表 5-4 所示。

高等级生物安全实验室自控系统巡检人员检查表　　　　　表 5-3

序号	项目	是	否
1	检查自控系统数据界面数据是否正常		
2	检查报警功能是否正常		
3	检查门禁和门互锁装置是否正常		

高等级生物安全实验室自控系统维保人员检查表　　　　　表 5-4

序号	项目	是	否
1	清理弱电控制柜		
2	IO 模块校验		
3	信号线缆检查		
4	压差传感器		
5	压差传感器、温度传感器校验		
6	门磁开关反馈检查		
7	紧急按钮、一般报警、重要报警检查校验		
8	风机运行主、备风机自动切换		
9	机柜控制柜线路紧固		

第6章 安防系统

6.1 基本要求

安防系统是生物安全实验室不可缺少的配套设施，不仅要满足实验室使用的要求、维护的便利性，更要重视生物安全性。

高等级生物安全实验室的入口处必须明确标示出操作所接触的病原体的名称、危险程度及预防措施、责任者姓名。同时应标示出国际通用生物学危险符号。

进入高等级生物安全实验室的门应有门禁系统，应保证只有获得授权的人员才能进入实验室。

门需要设置紧急按钮，在紧急情况下可解除实验室互锁。

入侵和紧急报警系统布防、撤防、故障和报警信息存储时间、出入口控制系统信息存储时间和巡查记录保存时间应不少于180d。视频图像信息应实时记录，存储时间应不少于90d。系统监视和回放图像的水平像素数应不小于1920，垂直像素数应不小于1080，图像帧率应不小于25fps。

入侵和紧急报警系统、视频监控系统应有备用电源，应分别能保证入侵和紧急报警系统、视频监控系统正常工作时间不小于8h和不小于1h。

6.2 风险评估和控制措施

6.2.1 设计阶段

安防系统作为生物安全实验室不可缺少的配套设施，设计阶段不仅要考虑满足实验室使用的要求，其先进性、实用性、可靠性、可扩展性、安全性、可集成性、易管理性、经济性，以及各种设备、线路、保险及附件等都要严格按照规范设计，充分考虑安全措施，杜绝安防系统在使用过程中数据外泄、数据不可溯源的风险。高等级生物安全实验室安防系统在设计阶段的主要风险评估和控制措施如表6-1所示。

高等级生物安全实验室安防系统在设计阶段的主要风险评估和控制措施　表 6-1

序号	系统	风险描述	风险可能性	风险后果	风险等级	可采取的风险控制措施	剩余风险等级	适用范围 三级	适用范围 四级
1	门禁	防护区侧宜采用非门禁卡开门设置	很可能发生	影响重大	高	宜采用开门按钮方式设置,方便紧急情况下,人员撤离	低	√	√
2	视频监控	安防报警位置无相匹配的摄像头,无法对其位置进行有效监控	很可能发生	影响重大	高	报警位置安装相匹配的摄像头	低	√	√
3		视频监控存储无法保证3个月有效性	很可能发生	影响重大	高	设计时确保足够内存	低	√	√
4		监控位置存在死角,无法观测所有点位	很可能发生	影响重大	高	报警位置安装相匹配的摄像头	低	√	√

6.2.2 运维阶段

在生物安全实验室投入运行后,应根据日常实验活动对安防系统进行风险评估,对可能出现的风险进行识别,并采取必要的控制措施,保证生物安全实验室安全有效运行。高等级生物安全实验室安防系统在运行维护阶段的主要风险评估和控制措施如表 6-2 所示。

高等级生物安全实验室安防系统在运行维护阶段的主要风险评估和控制措施　表 6-2

序号	系统	风险描述	风险可能性	风险后果	风险等级	可采取的风险控制措施	剩余风险等级	适用范围 三级	适用范围 四级
1	门禁	门禁反馈异常	可能发生	影响重大	高	日常巡检,定期测试各门禁反馈	低	√	√
2	视频监控	摄像头控制失效	可能发生	影响一般	中	定期测试摄像头旋转、缩放等功能	低	√	√
3		视频无记录	可能发生	影响重大	高	专业单位或维保定期维护,存储硬盘已满时,及时清理和备份	低	√	√

6.3 安装要求

实验室设立单位和(或)实验室所在建筑物具有独立院落的,应在实验室所在院落周界设置视频图像采集装置,视频监视和回放图像应能清晰显示周界区域人员活动情况;其周界出入口应设置视频图像采集装置和出入口控制装置，视频监视和回放图像应能清晰显示进出人员的体貌特征和进出车辆的号牌，出入口控制装置应对进出人员及车辆进行权限识别和出入控制。

实验室设立单位和（或）实验室所在建筑物没有独立院落的，实验室所在建筑物周界应设置视频图像采集装置，视频监视和回放图像应能清晰显示周界区域人员活动情况。

生物安全四级实验室所在院落周界应设置入侵探测装置，探测范围应能对周界实现全覆盖。

实验室所在建筑物、中控室、设备机房和安防监控中心（室）的出入口应设置视频图像采集装置和出入口控制装置，视频监视和回放图像应能清晰显示进出人员的体貌特征，出入口控制装置应对进出人员进行权限识别和出入控制。中控室内部应设置通信装置和视频图像采集装置，视频监视和回放图像应能清晰显示中控室内的人员活动情况。中控室的通信装置应能保证与实验室设立单位的安防监控中心（室）间信息畅通。安防监控中心（室）应设置紧急报警装置。

核心工作间的出入口及内部、保存菌（毒）种及样本的房间应设置视频图像采集装置，视频监视和回放图像应能清晰显示人员出入及活动情况。保存菌（毒）种及样本的房间如在防护区内，可与实验室共用出入口控制装置。

6.4 运维要求

（1）日常对安防系统的检测、维护、管理，承担安防设备的维护服务工作，以保障安防系统的长期、可靠、有效运行。

（2）需要重点做好防潮、防尘、防腐的维护工作。

（3）每季度进行一次设备的除尘、清理，扫净监控设备上显露的尘土，要卸下摄像机、防护罩等部件彻底吹风除尘，确保机器正常运行。检查监控机房通风、散热、净尘土、供电等设施。

（4）对容易老化的安防设备部件每月一次进行全面检查，一旦发现老化现象应及时更换、维修。

（5）保证DDS控制箱清洁，进行开门按钮、紧急按钮、报警器功能检查。

（6）对监控主机，硬盘刻录机进行清洁，可用压缩空气吹扫。

高等级生物安全实验室安防系统巡检人员、维保人员检查表如表6-3和表6-4所示。

高等级生物安全实验室安防系统巡检人员检查表　　　　　　　　　　表6-3

序号	项目	是	否
1	为保证电视监控系统总体性能和设备寿命,监控中心环境温度是否保持在25℃左右,是否保持通风、干燥		
2	长时间录像机重放画面是否清晰、完好,各摄像头画面是否清晰		

序号	项目	是	否
3	检查报警主机电源是否有变色和异味。指示灯是否良好		
4	检查红外对射探测器现场没有障碍物遮挡,外观是否完好		

高等级生物安全实验室安防系统维保人员检查表 表 6-4

序号	项目	是	否
1	录像机、交换机等设备是否清理		
2	录像机回放画面是否清晰及储存空间是否满足要求		
3	检查报警主机输入电压是否正常,后备电池电压是否正常,接线端子是否紧固,接头有无损坏、是否有变色和异味。指示灯是否良好		
4	摄像头是否清理,画面是否清晰		

第7章 消防及安全疏散系统

7.1 消防安全要求

（1）严禁占用安全出口和疏散通道。

（2）严禁在安全出口或疏散通道上安装栅栏等影响疏散的障碍物。

（3）实验室应设在耐火等级不低于二级的建筑物内。

（4）在工作时间内严禁将安全出口上锁、遮挡。

（5）不得有其他影响安全疏散的行为。

（6）防火门应为外开式。

（7）不得改变防火门原有的防火、防烟功能。

（8）场所应急照明灯、安全指示灯平常处于充电状态，不能关闭电源。

（9）生物安全三级实验室可与其他房间处于同一防火分区内；生物安全四级实验室应是一个独立防火分区。

（10）生物安全实验室的隔墙和顶棚应采用耐火极限不低于 1.00h 的材料。

（11）高等级生物安全实验室应设消防报警装置。

7.2 风险评估和控制措施

7.2.1 设计阶段

对生物安全实验室来说，消防安全和生物安全同样重要，只是对不同类型的实验室而言，其防护特点不同，不仅应考虑仪器的问题，更重要的是保护实验人员免受感染和防止致病因子的外泄。

高等级生物安全实验室的消防设计原则首先强调的是火灾的控制。除了合理的消防设计外，在实验室操作规程中，建立一套完善严格的应急事件处理程序，对处理火灾等突发事件，以及减少人员伤亡和污染物外泄是十分重要的。高等级生物安全实验室消防及安全疏散系统在设计阶段的主要风险评估和控制措施如表 7-1 所示。

高等级生物安全实验室消防及安全疏散系统在设计阶段的主要风险评估和控制措施　　　表 7-1

序号	系统	风险描述	风险可能性	风险后果	风险等级	可采取的风险控制措施	剩余风险等级	适用范围	
								三级	四级
1	安全疏散	消防道路不畅	很可能发生	影响重大	高	设置环形消防通道,并保持道路通畅	低	√	√
2		安全疏散标识缺失	很可能发生	影响重大	高	定期巡检,及时恢复缺失标识	低	√	√
3	消防	现场留有易燃物品	很可能发生	影响重大	高	随时清理现场易燃物品	低	√	√
4		消防设施不全,消防器材失效,未按期检验;消防用砂量不足,砂质不好	很可能发生	影响重大	高	及时补充完善消防设施,更换失效的消防器材	低	√	√
5		防火重点部位吸烟	很可能发生	影响重大	高	防火重点部位禁止吸烟,并应有明显标志	低	√	√
6		消防水管道冻结	很可能发生	影响重大	高	寒冷地区的消防水系统应有防冻措施	低	√	√
7		消防给水量不足	很可能发生	影响重大	高	消防给水备用泵的工作能力不应小于1台主要泵	低	√	√

7.2.2 运维阶段

在生物安全实验室投入运行后,应根据日常实验活动对消防及安全疏散系统进行风险评估,对可能出现的风险进行识别,并采取必要的控制措施,保证生物安全实验室安全有效运行。高等级生物安全实验室消防及安全疏散系统在运行维护阶段的主要风险评估和控制措施如表 7-2 所示。

高等级生物安全实验室消防及安全疏散系统在运行维护阶段的主要风险评估和控制措施

表 7-2

序号	系统	风险描述	风险可能性	风险后果	风险等级	可采取的风险控制措施	剩余风险等级	适用范围	
								三级	四级
1	消防	消防设施不全,消防器材过期或失效	可能发生	影响重大	高	定期检查、更新	低	√	√
2	安全疏散	安全疏散标识缺失	可能发生	影响一般	中	定期巡检,及时恢复缺失标识	低	√	√

7.3　安装要求

（1）消防设施、灭火器材（消火栓、灭火器、警铃按钮等）应设置在明显和便于取用的地点，且不得影响安全疏散。

（2）消火栓、灭火器不得被遮挡、压埋或圈占等影响使用或挪作他用，正前面下方 $0.5\sim1.2m^2$ 范围内不得堆放物品。

（3）灭火器设置应稳固，其铭牌必须朝外且完整清晰。

（4）应保障消火栓、灭火器压力在正常使用的范围。

（5）灭火器不应设置在潮湿或强腐蚀性的地点，当必须设置时，应有相应的保护措施。

（6）灭火器不得设置在超出使用温度范围的地点。

（7）一个灭火器配置场所内至少有 2 具灭火器，每个点位不能多于 5 具。

7.4　运维要求

1. 火灾自动报警及联动系统

（1）每月对火灾自动报警控制器自检功能、消声复位功能、故障报警功能、火灾优先功能、楼层显示功能、联动控制器功能、报警记忆功能、火灾广播功能、打印功能和主备电源自动转化功能进行检查，保证处于正常工作状态。

（2）每月按安装总量的 10% 采用专用检测设备对火灾探测器、手动报警器按钮、警铃、声光报警器进行模拟火灾响应实验和故障报警试验。

（3）每两月进行报警及控制线路维修检查；每半年对消防系统进行一次全面检查，对烟感探测器进行吹烟模拟试验（抽检率不得低于 50%）。

（4）每月对联动控制设备进行手动和自动试验，保证控制器应有控制和显示功能，打印、显示部位编号应一致。

2. 消火栓灭火系统

（1）每月对消防泵房工作环境、消防泵、电源控制柜、管网、阀门、喷淋头、水泵接合器、储水设备等进行检查，保证功能处于完好状态。

（2）每月检查室内消火栓、消防水带、水枪等是否完好；每月对屋顶消火栓或最不利点消火栓进行出水试验和压力检测。

（3）每月按安装总量的 10% 对消火栓远程启动按钮进行启泵抽查试验，检查自动启泵功能和信号显示是否正常；每月模拟自动控制条件下自动启动消防泵和主、备泵切换试验。

3. 应急照明及疏散指示系统

（1）每月检查应急照明灯和疏散指示标志是否处于正常完好状态（维护保养及更换）。

（2）每季度按安装总量的 30% 检查应急照明和疏散指示灯工作、照度和疏散照度功能是否正常且达到要求。

4. 灭火器

（1）检查灭火器的种类、数量、设置位置、标志等是否符合规范要求。

（2）每季度按安装总量的30%检查灭火器压力、重量、有效期等是否合格，必要时进行喷射试验。

5. 其他消防设备设施

（1）每月检查安全出口、疏散通道是否畅通。

（2）每季度检查并试验消防电梯的迫降功能是否正常；检查并试验消防电源的末端切换功能是否正常；检查并试验切断非消防电源功能是否正常。

（3）每半年检查并试验自备发电设施能否正常切换和发电。

高等级生物安全实验室消防及安全疏散系统巡检人员、维保人员检查表如表7-3、表7-4所示。

高等级生物安全实验室消防及安全疏散系统巡检人员检查表　　　　表 7-3

序号	项目	是	否
1	检查指示灯、开关、按钮有无损坏		
2	检查探测器和指示装置的位置是否准确,有无缺漏、脱落和丢失,感温、感烟探测器脏污是否及时清洁		
3	检查探测器的动作是否正常,确认灯显示是否清晰		
4	检查手动报警按钮和指示装置的位置是否准确,有无缺漏、脱落和丢失,每个探测器的前方及周围各方向以及手动报警按钮的周围是否留有规定的空白空间。检查是否有信号反馈到消防控制中心,且信号清晰		
5	检查试验火灾报警装置的声、光显示是否正常,探测器区域号与建筑部位的对应是否准确		
6	检查消火栓箱及箱内配装的消防部件的外面有无损坏;箱门玻璃、锁是否完好无缺;栓门开、关有无卡阻,门锁开启是否灵活		
7	检查所有消防用电设备的动力线、控制线、报警信号传输线、接地线、接线盒及设备等是否处于安全无损状态		
8	巡视检查探测器、手动报警按钮和指示装置的位置是否准确,有无缺漏、脱落和丢失,每个探测器的前方及周围各方向以及手动报警按钮的周围是否留有规定的空白空间		

高等级生物安全实验室消防及安全疏散系统维保人员检查表　　　　表 7-4

序号	项目	是	否
1	由专业人员检查备用电源蓄电池是否正常,进行主、备电源自动转换试验。方法是切断交流电源,观察备用电源自动投入工作情况,检查各项功能是否正常。检查报警控制器的各项功能是否正常,包括火警功能、故障功能、消声、复位功能等。通过手动检查装置,检查报警控制器的功能、性能时,自动灭火、输出控制接点等均不应动作,时钟也不应停止计时。检查指示灯、开关、按钮有无损坏		

续表

序号	项目	是	否
2	由专业人员测试主控柜的主要工作电压,对控制柜进行清扫除尘,检查接续端子是否松动、电线有无破损和脱落,导线编号是否完整清晰。对受环境影响而造成的感温、感烟探测器脏污是否及时清洁		
3	分期分批进行探测器的实效模拟试验,检验探测器的动作是否正常,确认灯显示是否清晰。试验中发现有故障或失效的探测器是否及时拆换		
4	试验火灾报警装置的声、光显示是否正常,探测器区域号与建筑部位的对应是否准确。在实际操作试验时,可一次全部进行试验,也可部分进行试验		
5	对备用电源进行1~2次充放电试验,1~3次主电源和备用电源自动转换试验,检查其功能是否正常。具体电源指示灯是否亮灯,4h后,再恢复主电源供电,看是否自动转换,再检查一下备用电源是否正常充电		
6	有联动控制功能的系统,应用自动或手动检查消防控制设备的控制显示功能是否正常。室内消火栓、火灾事故广播、火灾事故照明及疏散指示标志灯等的控制设备,以上试验是否有信号反馈到消防控制中心,且信号清晰		
7	进行强切非消防电源功能试验		
8	直观检查所有消防用电设备的动力线、控制线、报警信号传输线、接地线、接线盒及设备等是否处于安全无损状态		
9	检查所有的接线端子有无松动、脱落和破损		

下 篇

实验室设施管理体系

第8章 实验室设施运行管理模式分析

按照国家法律法规、标准规范和相关技术要求，根据对我国 10 余个高等级生物安全实验室设施管理情况进行调查分析，从实验室设施运行管理和维护职责交叉、运维管理模式选择、维保合同精细、运维人员优选、维保经费保障、运维考核完善等方面进行分析和研究，准确定位适合自身的设施运行维护管理模式，构建权责明晰的部门和岗位间协作关系，不断精细运行维护服务内容、提高运行维护技术人员的能力、严格考核运行维护服务质量，最重要的是要有专项运行维护保障经费的支持等措施，全力推动安全运行管理维护能力的提升。

各单位生物安全实验室设施是实验室安全运行的基础和保障，因此实验室设施需要精心运行、管理和维护，才能充分发挥其保护效能，因此实验室设立单位要结合自身实际情况，组建设施安全运行管理和维护团队，进行日常管理、巡检、定期维护和故障维修等，保障其围护结构、高效过滤系统、送风机组、排风机组及空调系统、压力控制系统、自控系统、监控系统、门禁系统、通信系统、水路系统、照明系统、实验室主体围护结构、能源供应系统、供电系统、水路系统、化学淋浴系统、灭菌消毒系统、动物残体灭菌消毒处理系统、动物饲养笼具系统、污水处理系统、消防系统等复杂设施的正常安全运行，同时起到物理安全隔离的作用，从而降低生物安全风险，保护环境和人，最大限度避免生物安全事故的发生。

8.1 实验室设施建设和安全运行维护的依据

国家为提升高等级生物安全实验室设施安全管理和运行维护水平，制定了一系列的法律法规。

（1）实验室设立单位主体责任方面 《中华人民共和国生物安全法》第四十八条、《病原微生物实验室生物安全管理条例》第三十一条规定，实验室的设立单位应当制定科学、严格的管理制度，定期对实验室设施、设施设备等进行检查、维护和更新，以确保其符合国家标准。

（2）实验室建设方面 现行国家标准《生物安全实验室建筑技术规范》GB 50346 和《实验动物 环境及设施》GB 14925 对实验室的设施设计、施工、检测、验收等进行了明确规定，同时对实验室的空调、通风、净化、给水排水、能源供应、电气、消防等设施建设都进行了严格的规定和规范，还对实验室设施的日常管理运行维护提出了参照的技术指标。

（3）实验室管理方面 《病原微生物实验室生物安全管理条例》第二十七条规定，高等级实验室应当向属地的环境保护部门备案，而且实验室产生的废水、废气处置情况受其监督检查。这就要求主体责任单位做好实验室设施的安全管理和运行维护，不对周围环境造成污染。

（4）实验室生物安全通用要求方面 《实验室　生物安全通用要求》GB 19489—2008 的实验室设施设备管理中规定了实验室设施维护维修的相关要求，并要求符合国家相关规定和标准；其附录中对实验室围护结构和送、排风设施的检测进行了指导。

（5）病原微生物实验室生物安全通用要求方面 《病原微生物实验室生物安全通用准则》WS 233—2017 中规定了生物安全三级实验室设施管理的全要素要求，包括动物生物安全三级实验室；该准则的设施设备运行维护管理中详细规定了设施管理的政策和运行维护保养程序，包括设施性能指标的监控、日常巡检、安全检查、定期检测、定期维护保养。该准则还作出如下规定：设施应由经过授权的人员操作和维护；建立设施的档案（详细说明包括的内容）；实验室应有电力供应，便于保障设施和设施设备运转正常；应实时监测实验室通风系统过滤器阻力，保证实验室正常运行；实验室应有专门的程序对服务机构及其服务进行评估并备案；特别是为了保证周围环境不被污染、实验室人员不被感染，要求高效空气过滤器应由经过培训的专业人员进行更换，更换前应进行原位消毒，确认消毒合格后，按标准操作流程进行更换，新高效空气过滤器应进行检漏，确认合格后方可使用；应根据实验室使用情况对防护区进行消毒；应定期对实验室环境进行消毒，同时根据风险评估进行消毒效果监测与验证。

8.2　实验室设施管理运行维护现状

通过对各实验室设施运行管理维护模式的现状调查发现，基本都需要优化，各实验室应根据各自实验活动开展的风险评估报告，做出适合实验室本身的设施管理运行模式。开展的实验活动风险取决于病原微生物的危害等级及实验活动类型。实验活动的生物风险越高设施维护的成本、管理和维护要求越复杂，对运行管理维护以及人员的防护要求也越高。为提高人员、经费、物资的保障利用效率，针对各实验室风险和实际情况，采取不同的运行管理维护模式，实现投入和产出的双赢。

（1）设施运行管理维护职责方面 实验室设施运行管理维护一般涉及单位的后勤保障、设施管理、实验室管理、安全保卫、废弃物处置等多个部门，特别是实验室开展病原微生物种类较多的单位，设立多个项目组，因此设施运行管理维护需要设置多个不同的小组，职责存在部分交叉，多部门、多项目、多小组、不同岗位间高效协调配合、相互支持，保障实验室设施安全稳定运行是目前实验室设立单位的当务之急。通过实验室设施管理体系的建立应该可以解决此类问题的发生。

（2）设施运行管理维护服务合同精细化方面 实验室设施设备运行维护涉及围护结构、送风、排风、室温控制、给水排水、电力供应、供气、自控、监控、门禁、生命支持、消毒灭菌、化学淋浴、消防、三废处置、人员保护等，涉及领域多、覆盖面广、专业性强，有的维保合同"模棱两可，含糊不清"，因此需要认真精细服务合同内容。签订一份友好合作、互利互惠、权责明确、规范可行的合同是保障生物安全实验室设施设备安全稳定运行的重要前提。

不同实验室签订的设施运行管理服务合同内容存在一定差异，通过前期开展的调研工作，将不同实验室涉及的主要设施管理服务内容分系统汇总的示例列于表8-1。实验室应根据自身情况、实验安排等确定具体内容。

不同实验室涉及的主要设施管理服务内容示例　　　　　表8-1

序号	项目	内容
		一、围护结构
1	实验室围护结构	(1)定期检查围护结构(包含门窗)，对存在的裂缝漏点进行全面密封处理
2		(2)检查地面(彩砂地面)是否有严重的划痕，必要时进行修复
3		(3)检查围护结构所有圆弧墙角处是否有细小裂缝，不锈钢钢板接缝处是否完好无损等，如存在问题应及时处理
4	机械压紧式密闭门	(1)门轴铰链日常或季度可进行目视检查
5		(2)定期检查固定螺栓是否松动(建议每半年一次)；闭门器每3个月进行检查，主要包括闭合速度以及力度调整
6		(3)需要定期点检控制盒的固定螺栓是否有松动、定期检查开门按钮、紧急按钮、蜂鸣器、指示灯等控制元件是否正常工作；如果出现失效、不灵敏等现象，需要及时更换损坏电气元件(每半年一次)
7		(4)密封条维护(每半年一次)
8	不锈钢墙面清洁保养	每年清洁保养一次
9	国产传递窗	(1)整体设备：表面清洗，各部件除锈及保养
10		(2)设备硬件：设备所有硬件检测，确保硬件(开关结构、照明系统、开关等)设备正常运行
11		(3)控制箱：控制箱整体检测(包含元器件)
12		(4)配合进行消毒效果验证
13		(5)设备说明书(操作手册、操作规程)规定的其他需要维护保养的内容
14	进口传递窗	(1)整体设备：表面清洗，各部件除锈及保养
15		(2)设备硬件：设备所有硬件检测，确保硬件(开关结构、照明系统、开关等)设备正常运行
16		(3)控制箱：控制箱整体检测(包含元器件)
17		(4)气密测试：整体设备气密测试及调整
18		(5)配合进行消毒效果验证
19		(6)设备说明书(操作手册、操作规程)规定的其他需要维护保养的内容
		二、空调通风系统
1	不锈钢防虫网	每2~3周清洗一次
2	粗效过滤器	每2个月更换一次或阻力到达初始值2倍时更换
3	中效过滤器	每3个月更换一次或阻力到达初始值1.8倍时更换
4	亚高效过滤器	每6个月更换一次或阻力到达初始值1.8倍时更换
5	表冷除湿段	每3个月清理一次，检查接水盆中的排水管是否畅通，管道是否完好，排水口出口处过滤网是否被堵塞

续表

序号	项目	内容
二、空调通风系统		
6	深度除湿段 (室外机氟系统)	每3个月清理一次,检查接水盆中的排水管是否畅通,管道是否完好,排水口出口处过滤网是否被堵塞
		检查机组压力表、电气指示表、温度传感器、各种电气阀门等,失敏元件进行及时更换
7	再热工作段	每3个月清理一次
8	加湿段(电热加湿)	11月至次年3月,每两周检查加湿器管路是否畅通,管道是否完好,排水口出口处过滤网是否被堵塞。加湿罐体中存在污物及时排放清理。检查线路传感器等是否异常
9	送风机系统 (每6个月检修一次)	(1)风机保养:去除设备外积灰,检查安装连接是否松动;空载运行,旋转系统维护,振动检查,顶固螺丝位置标定;对门框采用专用软质橡胶材料检测漏风情况
10		(2)电机电气系统检测,接触点检查,空载电流检测,接地测试
11		(3)电机风机轴承定期检查维护
12	空调机组检修 (每3个月检修一次)	(1)空调机箱内部清理和擦拭工作
13		(2)检修空调箱内送风单向阀门,观察动作状态,检修和紧固关键部件
14	风冷机组检修 (冬季制热,夏季制冷)	每3个月清理一次盘管及风机附近异物;每2~3周检查设备运行状态,是否有异常报警,元器件是否正常
15	空气源热泵机组 检修(制热)	每3个月清理一次盘管及风机附近异物;每2~3周检查设备运行状态,是否有异常报警,元器件是否正常
16	空调循环水系统 (每3个月检修一次)	检查系统压力表、电气指示表、温度传感器、各种电动阀门等;仪器仪表定期检修校正与更换;Y形过滤器每3~6个月检查清洗一次;水泵运行状态的检查维护;空调水系统自控系统的检查及维护。日常巡检时注意观察管路压力,定期清洁管路及阀门过滤器
17	排风静压箱	检修排风机组,测试空载运行状态、电气接线和接点检查;风机振动检查;风机保养;空载运行,旋转系统维护,固定配件检查,顶固螺丝位置标定;定期检查维护电机风机轴承
18	文丘里阀/旁通阀	(1)检查文丘里阀/旁通阀防护罩是否有效,工作是否正常,阀门扳手动作是否在正常位置,正常工作位置校准
19		(2)检查与之配套的电动生物密闭阀门工作状态,动作是否有效
20	室内排风管道	(1)连通管道的各种阀门动作是否正常,对动作不正常的阀门进行有效的维修、固定、更换等
21		(2)检查电动阀门的电气连接部位,以及接触、防护情况等
22	楼顶室外排风管道 (每年一次)	(1)检查排风口的"三防"不锈钢网,并进行清理
23		(2)检查室外排风管路的保温及各种固定支架的防腐处理情况;高空管道要进行紧固检查、处理,固定件要进行防腐处理
24	折叠式活性炭过滤器	视情况更换

续表

序号	项目	内容
二、空调通风系统		
25	高效过滤器	(1)表面清洗,各部件除锈及保养
26		(2)设备所有硬件检测,确保扫描机构、气密接头、压力表、开关、阀门等运行正常;控制箱整体检测(包含元器件)
27		(3)所有管道及管件检测,并对设备进行压力测试
28		(4)检测阀体运转状况以及反馈信号
29		(5)配合进行消毒及消毒效果验证
30	高效过滤器送、排风口	(1)表面清洗,各部件除锈及保养
31		(2)设备所有硬件检测,确保扫描机构、气密接头、压力表、开关、传感器等正常运行
32		(3)配合进行风口消毒及消毒效果验证
33	送风高效过滤器系统(每一年更换一次或压力到达初始值的1.5~1.8倍时更换)	(1)高效过滤器送风量测试,依据检测结果进行风量调整
34		(2)按照更换高效过滤器的操作规程进行更换工作,更换前按规程进行消毒
35		(3)更换工作完成后进行风量、泄漏量测试,出具检测报告,供与第三方检测数据对照用
36	排风高效过滤器系统(每2年更换一次或压力到达初始值1.5~1.8倍时更换)	(1)进行排风高效过滤器阻力观察、检测,检查监测高效过滤器阻力系统状态
37		(2)协助进行排风高效过滤器的消毒与更换工作
38		(3)更换工作完成后进行原位检测,出具检测报告,供第三方检测数据对照使用
三、给水排水及气体供应		
1	供水系统	检查加压供水系统工作情况,水箱的液位,定期对断流水箱进行清洗消毒;检查水泵的供水流量、压力是否正常,连锁是否有效;检查水质情况;清洗、除锈及保养
2	热水加热设备	热水、热媒供回水温度,供回水压力,循环泵工作状态,热水给水水质
3	空气压缩机	(1)每6个月进行1次空气过滤器、油过滤器、机油及油气分离器的维护
4		(2)皮带检查
5	高压气瓶	检查高压气瓶状态、气瓶重量、密封情况
6	防护区排水系统通气管	检查通风管高效过滤器状态,是否需要清洗或更换
7	给水排水及气体管道阀门	检查管道和阀门密闭性
8	水封/存水弯	检查液面、水位情况
四、电力供应与照明		
1	电房电柜巡检并做好记录	
2	UPS不间断电源系统检修保养(每年2次)	(1)主机清理:清理排风扇过滤网,清理元器件上堆积的浮土等
3		(2)保持良好的通风,检查电气连接是否牢固,各种控制仪表是否显示正常
4		(3)检查电池柜中电池组连接线和接触点,检查是否有发热元器件
5		(4)每3个月左右进行一次电池柜中电池组放电检查

续表

序号	项目	内容
四、电力供应与照明		
6	常规照明系统检修保养（每年4次）	(1)检查照明配电柜接点是否牢固,有没有电气元件发热现象;检查各种标签指示情况
7		(2)检查室内净化照明灯的灯管是否按照需要全部点亮,照度是否符合规范要求,否则应更换
8		(3)检查实验室内所有电源插座是否处于正常使用状态;测试漏电保护器开关的动作可靠性
9		(4)检查测试自控系统与照明的连锁情况,是否按照需要正常点亮和熄灭,否则应维修或更换
10	紫外灯检修保养（每年4次）	(1)定期检测紫外灯的强度,不满足要求时更换已经失效的紫外灯管
11		(2)检修传递窗内的UV消毒灯,更换已经失效的灯管;检修电气互锁系统和电气开关
12	电视监控系统、门禁管理系统与门的互锁系统	摄像头、线路、电源、主机及软件的维护,保证系统正常运行;DDS控制箱清洁,开门按钮、紧急按钮、报警器功能检查
五、自动、安防、报警控制系统		
1	动力系统（每年对控制系统维护至少一次）	(1)检查、测量机房内所有的动力配电柜,检测各个接点是否有松动和发热现象,检查接地,测试所有电气漏电保护开关是否动作可靠,并及时维修和更换
2		(2)检查送、排风工况转换状态是否正常,并且在两人监督下试运行,同时做好记录备查
3		(3)检查电线、电缆的接点是否牢固,有无发热现象,各种保护是否动作可靠
4		(4)清洁DDC控制柜;检查仪器仪表显示是否正常;校验IO模块;检查信号线缆
5	紧急报警系统（每半年检修一次）	测试各个房间压力报警;测试送风机、排风机故障报警;校验紧急按钮、一般报警、重要报警
6	电气互锁系统（每年4次）	检查中控室与电气互锁的联控是否正常;校验门磁开关
7	压力控制系统（每年4次）	检测和调试实验室压力,每半年对实验室压力表、温湿度传感器进行校准和调试
8	计算机原始记录检查	检查和调用自控计算机内的检测数据,按照要求调出所用数据,保存备查;上位机软件的日常维护
六、消防与安全疏散		
1	消防烟感系统及消火栓系统灭火器	发现异常及时报甲方或接到甲方通知后及时采取措施
2	各类标识	清洁各类标识,及时更换破损和丢失标识
七、实验室其他维护		
1	保洁	设备夹层、楼顶、地面及管道外表面的保洁
2	设施设备（包括自控系统）突发性报修	设施设备（包括自控系统）突发性报修,必须专人立即赶到现场检修

续表

序号	项目	内容
		七、实验室其他维护
3	设施设备一般性故障检修	2h响应、24h内到现场即可,全年检修概率每月1次
4	实验室评审前维护检测	每年监督评审前需要对实验室做全面的维护、预检测、工况调试

(3) 设施运行管理维护人员能力方面 设施设备运行维护人员能力是实验室平稳运行的关键因素。相比较国外来说,我国高等级生物安全实验室建设起步晚,且数量不多,从事实验室运行管理维护的高级技术人员基数少且能力还有欠缺,特别是核心关键设施的运行管理维护主要依赖国外高级技术人员。

(4) 设施设备运行维护保障经费方面 实验室重建设轻维护思想突出。实验室设施运行管理维护需要强大的经费支持,特别是高等级生物安全实验室运维经费较高。如建设一套面积为100m^{2}的生物安全三级实验室(包括核心工作区和辅助工作区),粗略估算建设经费为1000万元左右,让其平稳满负荷运转一年,设施运行维护费用(不包括人工费)至少约为总造价的10%,并且随着使用年限的延长,设施运行管理维护费用会逐年增多。然而多数实验室设立单位建设之初忽略了实验室设施运行管理维护经费的预算。

(5) 设施设备运行维护考核体系方面 实验室设施运行管理维护的目的是保障实验人员的安全和病原微生物实验活动的顺利开展。有些单位没有明确的运行维护服务考核规定,就会出现消极怠工、人浮于事的现象,造成工作效率低下,甚至引发安全事故。因此,应该建立一套完善的考核体系,督促运行维护人员自我约束,促使其合规、高效地完成硬件条件保障任务。

8.3 实验室设施运行管理维护分析

8.3.1 优化适合本单位的运行维护模式

对国内高等级生物安全实验室进行调查可知,实验室设施运行管理维护模式主要有以下几种:

(1) 实验室设立单位组建人员编制,构成实验室运行维护管理团队。这种模式适合人员编制比较充足的单位,其优点是人员均属单位内部,拥有自己的运维团队,人员流动性小,易于管理;缺点是人员编制占比大,人力成本高,培养周期长,人员离职或实验任务增多需增加人员时,招聘周期长。

(2) 本单位一部门少量人员(一般2~3人)负责监督管理,设施运行管理维护全部外包委托服务公司。这种模式的优点是人员编制占比小,人力成本低,服务公司招聘人员灵活;缺点是服务公司配备的运维人员能力参差不齐,人员流动性大,一旦核心运行维护人员离职,可能会造成实验室某设施运行维护不通畅,管理难度大,甚至造成事故发生。

(3) 本单位配备数名关键核心岗位运行维护管理人员,另外招标服务公司负责协助设施运行管理维护。这种模式在前两种模式的基础上取长补短，兼顾人员编制、人力成本、核心技术人员，在降低管理风险的前提下，最大限度降低人力运行成本，保障实验室正常高效运转。

以上三种模式的工作内容和要求是不变的，效果上也是殊途同归的。第二种模式可以有效释放实验室内部专业人员的时间和精力，而第一种模式往往会因为运行维护人员被其他工作挤压了时间和精力，从而导致部分维护保养工作被忽略；而第三种模式在双方建立友好合作模式的情况下，会获得最大的产出和高质、高效的结果，但是需要经过一段时间通过比较精细的评估和磨合才能实现，而且其效果和质量在很大程度上取决于实验室管理者和本身维护保养计划的完整性、严谨性和关注度，如果实验室设立单位放手不管，不仅是对该项工作的放任，也是对服务方的不尊重。因此，需要实验室设立单位自身良好的管理协调和推动，才能卓有成效地开展工作和达到预期效果。

建议根据实验室设施规模大小、病原微生物种类多少、风险等级评估、实验室专业技术人员情况、设立单位经费预算等全要素考虑和评估后，确定本实验室最适用的运行管理模式。

8.3.2 构建权责清晰的部门及岗位间运行维护关系

1. 厘清部门职责

建议实验室设立单位的设施运行维护职能指定在一个部门集中管理，该部门负责协调单位内外资源，保障实验室安全平稳运行。然后根据单位部门间内部分工划定其他部门的职责，比如后勤保障部门负责实验室主体建筑及附件（送风、排风、给水排水、空调、电力、通信等）、实验家具、废物处置的运行维护；安全保卫部门负责消防、门禁、监控相关设施设备的运行维护等。

2. 明确岗位职责

运行维护服务架构设置要合理，要环环相扣，严防脱节。另外，运行维护岗位职责、各项管理制度及流程、小组之间的职责一定要明确，当出现问题后能够顺利地按流程处置。

3. 理顺操作流程

每个部门根据部门职责严格要求每位员工根据运行维护操作流程和规程，在做好个人防护的前提下谨慎操作，认真对待每一项巡检、维护、维修任务，发现安全隐患及时排除。各部门、小组、岗位之间要加强沟通，相互协作，开创生物安全实验室设施设备运行维护目标同向、责任共担、合力共为的局面。

8.3.3 规范精细设施运行维护服务内容

（1）签订的实验室设施运维服务合同应具备较强的约束性、可操作性和指导性。

（2）明确需要遵照的法律、法规、技术规范、标准等。

（3）以风险评估为基础，界定维保区域及服务内容。项目可包含但不限于实验室围护结构（接缝、气密门、窗户、地板、传递窗等）、送排风和空调、给水排水和供气、电力供应、自控、监控与报警、化学淋浴、活毒废水处置、其他辅助区域等。

（4）消防设施的维护应招标有消防资质的公司执行维保任务。

（5）若材料配件的更换不包含在合同里，由维保公司代购，应列出粗效、中效、高效过滤器（粗效、中效过滤器在保证过滤效率的前提下，清洗后重复使用不得超过3次）、荧光灯、紫外灯、压力显示器、送排风机、空调压缩机、高效过滤膜、实验室消毒、生物安全柜消毒、送排风机更换等配件（所有配件首选原装件，并提前配置备用件以防急用）等的参考价格及浮动区间。

（6）结合实验室实际情况，制定巡检方案及具体实施内容（列明巡检维护频次、单价，定期提交巡检维保清单）、维修计划、应急预案、人员配备方案等，对实验室各个系统进行检修维护，发现问题及时汇报，上报维修申请单，确定解决方案，限时完成维修工作。

（7）确定人员配置标准和名单，其中运行维护实验室的人员须提供无犯罪证明。

（8）要求维修维护关键设施设备前须选用可靠有效的最优方式进行消毒，比如生物安全柜的消毒，应从气体消毒、消毒剂蒸气消毒、消毒剂纳米雾等方式中选用最优方式彻底消毒，确保维保人员的安全。

8.3.4　提升设施运行维护技术人员能力

（1）综合考核考察，甄选维保技术人员。在招聘公告和维保合同中对维保技术人员的专业技术能力作出明确要求，亦可进行现场实地技能操作考核，对工作能力、人员素质进行全面综合考察，不符合要求的不予录用。

（2）针对不同岗位，设计合理、可操作性强的培训计划，分类开展人员技术培训，不断提高专业处置能力。例如，不同设施维保操作培训、新入职岗前培训、脱岗复岗前培训、转岗培训、职业健康与急救培训，在岗人员每年度必须接受一定学时的教育培训等。

（3）开展拓展培训，培养维保人员的责任心和团队意识。运维服务很少由一个人独立完成，而是由一个团队，明确职责分工，团结协作才能完成保障任务。通过拓展培训提升每位员工的责任感、上进心、团队协作意识，实现互助互进。

8.3.5　设施运行管理维护专项保障经费

根据国家相关要求，实验室设立的属地政府部门应保障实验室的建设和运行，划拨设施运行维护专项保障经费。特别是高等级生物安全实验室，其结构复杂，且开展的病原微生物实验活动风险较高（适用于操作能够引起人类或者动物严重疾病且比较容易传播的微生物或样本），设施运行维护经费、人力成本均比较高，应设立专项资金优先保障。

8.3.6　依规考核，提高运维服务质量

1. 制定严谨的绩效考核标准

运维工作的目标是提供高效、稳定的运维服务，在制定考核标准时应对工作量、检修质量、工作效率、安全性、奖励、晋升、惩处等因素综合考虑，从出勤率、工作纪律、工

作质量、工作效率、工作态度、沟通协调能力、技术能力、团队协作、职业道德、服务意识、客户满意度等方面细化考核条目，建立完善的考核条款及奖惩办法，做到考核有据可依。

2. 依规严肃开展定期考评

按照维保合同和绩效考核标准，逐条逐项对维保公司综合服务及每位技术人员的表现进行全方位定期考评，考评完成后按照标准奖励与惩处落实到人，从而激励技术人员进一步做好维保工作。

3. 落实整改，促进维保水平提升

实验室设立单位和服务方针对考评结果进行沟通，共同制定整改方案和纠正措施，逐条逐项督促整改落实，推动维保水平持续提升。

实验室设施的运行管理维护是防护实验人员和环境免受生物侵害的重要屏障，设施各系统之间相互关联、紧密相关，通过构建权责明晰的运维关系、优化运行维护模式、精细运行维护服务内容、优选运行维护技术人员、划拨专项运行维护保障经费、严格考核运行维护服务质量，多方面、全方位提升运行维护水平，为实验活动的正常开展提供安全、稳定、持续、高效的实验条件保障。

第9章　实验室设施管理体系建立准备

设施安全管理体系是实验室管理体系全要素的一个重要领域，对于生物安全实验室的安全设施来说，管理人员、操作人员、设施使用、设施维护、设施管理的全过程，以及设施的环境条件等要素构成了生物安全实验室安全设施的管理体系。

建立生物安全实验室设施管理体系首先需要实验室设施管理者树立设施是实验室安全运行、检测质量和检测结果的基础和首要条件的管理观念。在设施安全管理体系运行中，要及时分析解决管理体系运行中出现的问题，并注意解决设施发生变化时体系的适应性和有效性问题，使设施管理体系能够有效安全运行；其次，生物安全实验室的设施管理者要树立过程观念，厘清使用设施的各个环节及其流程，按照既定的过程对各个使用和管理环节进行控制，并将每个过程的输出视为下一个过程的输入，确保每个过程工作的有效性，使各环节配合有序，形成一个完整的设施管理体系。

9.1　实验室设施管理体系的构成和原则

9.1.1　设施管理体系的构成

实验室设施管理体系由组织结构及管理制度、操作规程、使用过程和资源配置四部分组成，其作用是按照生物安全实验室的规定正确使用设施，开展实验活动，并在使用过程中发现问题，并予以纠正、改进和提高，最终实现实验室总的管理方针和目标。

1. 组织结构及管理制度

实验室关键设施管理体系这一组织是由一组人构成的，其组织结构即为构成实验室设施的全部人员的职责、权限和相互关系的安排，要使实验室设施这一组织体系良好安全运行，就必须建立管理制度，按某种方式建立适当的职责权限及其相互关系，其目的就是实现实验室设施管理的方针、目标，内涵是实验室设施相关人员在职、责、权方面的结构体系。同时，明确了实验室设施的管理层次和管理内容，从整体的角度合理安排实验室设施管理的上下级和同级之间的职权关系，把职权合理分配到各个层次、部门直至个人，规定不同部门、不同岗位、不同人员的具体职权，建立起集中统一、整体协调、相互配合的管理结构和制度。

2. 操作规程

操作规程是为了进行某项活动或过程所规定的途径，操作规程通过明确过程及其相关资源和方法，来确保过程的规范性。实验室设施操作规程分管理性和技术性两种。管理性规程为设施的规定、相关人员的职责、岗位责任制度等；技术性规程为设施的操作规程。文件化的操作规程的内容应包括目的、范围、职责分工、操作流程、支持性文件和技术记录、表格等，其中操作流程应明确规定该设施应由谁操作、怎样操作等，作为安全性文件，还应重点关注设施使用时的风险点。编制操作规程文件时应实事求是，不应照搬其他实验室的设施操作规程，对于操作规程的文件制定、批准、发布都应有一定的要求，要使实验室设施相关人员了解、理解并具体实施，必要时应对相关人员进行培训。操作规程文件是实验室设施相关人员工作的行为规范和准则要求，对实验室的人员有约束力，任何涉及人员均不能违反相应的操作规程。

3. 使用过程

使用过程是指利用设施实现某一检测、实验或者研究结果而开展的一系列活动。实验室内涉及引起致病性病原微生物暴露活动的工作通常是通过设施使用或保障安全来完成的。根据使用过程的不同，一个过程可能包含多个纵向（直接）过程，也可能涉及多个横向（间接）过程，在相关资源配置的支持下，逐步或同时完成这些过程，才是一个完整的过程，其中任何一个小过程或相关过程所实现的预期结果，都会影响全过程的最终结果，所以要对实验室设施的使用过程进行全面控制。同时，为控制风险较高过程的生物安全，在使用过程中应做好相关记录，目的是形成工作人员良好工作规范，同时确保某些高风险工作步骤实施过程可追溯。

4. 资源配置

实验室设施相关资源包括人员、设施、维护、方法、周期、管理和经费等。衡量一个实验室设施资源的安全保障，主要反映在是否具有满足实验室工作和安全保障所需的整套设施和一批具有经验、资历的技术人员和管理人员，这是保证实验室设施安全运行、完成工作、不出安全事故的基本条件。

9.1.2　设施管理体系建立的原则

实验室设施管理体系是以安全管理方针为基础，以明确的安全目标为目的，建立一套完整的组织机构和管理制度，规定设施相关人员的职责，按规定的安全程序进行工作和活动，将资源（人、财、物、信息等）转化为良好的安全工作环境的一个有机整体。一个单位要建立实验室设施安全管理体系，一般包括以下七个方面：

1. 满足需求

建立管理体系源于被需要。实验室设施由于客观上需要使用其来完成病原微生物的操作活动，存在操作过程以及运行结果的安全需求，因此需要建立实验室设施管理体系来满足这个需求。

2. 组织领导

实验室设施管理层对于实验室设施管理体系的建立、机构的设置和职能的划分以及资源的配置等起着决定性作用，因此管理层必须统一思想，做到步调一致，协调谋划实验室生物安全关键设施管理体系的建设。

3. 积极参与

实验室设施管理者、设施操作者和设施使用者乃至维护人员等，每个人都涉及实验室设施管理体系的建立与安全运行。实验室设施的最高管理者必须使这些人员充分理解设施管理体系的重要性，知道在建立设施管理体系过程中的职责和作用。

实验室在建立设施管理体系时，要向相关人员进行国家相关法律法规和管理体系方面的宣传与培训，使所有人员很好地理解条例、标准的内容和要求。

4. 注重过程

实验室设施管理体系是通过一系列活动过程实现的，所谓管理策划就是通过识别过程，确定输入和输出，确定将输入转为输出的相互关联或相互作用所需的各项活动、职责和义务，确定所需的资源、活动间的连接等，以实现过程并获得预期的结果。在应用过程中，必须对每个过程，特别是关键过程的要素进行识别和管理，这些要素包括：输入、输出、活动、资源、管理和支持性过程。过程识别其实也是风险识别和评估。

5. 持续改进

持续改进对于实验室特别是实验室设施能够保持安全和有效利用，对实验室安全运行过程中的各种变化做出反应，并进一步改善和提高整个实验室的安全和能力，都是非常必要的。

实验室设施管理人员要对持续改进做出承诺，积极推动，定期更新，提升绩效的循环活动。实验室与设施相关人员都要积极参与持续改进的活动。持续改进是永无止境的，改进应成为每一个实验室永恒的追求、永恒的目标、永恒的活动。

6. 关系管理

随着社会的发展，为了不断地提高效率、降低成本，同时迅速掌握并提升专业化水平，社会分工越来越细。实验室围绕设施的管理不是孤立的，与相关方，如供应商、服务方、承包方等供方密切相关，必须建立"与供方互利的关系"；实验室的活动离不开设施的密切配合和人员管理。实验室设施与相关方之间不再是简单的"供—需"关系，而是合作伙伴的关系，双方都在为共同的利益而不懈地努力。这种"双赢"的思想，可使成本和资源进一步优化，能对变化的市场做出更灵活和快速一致的反应。

7. 监督核查

建立完善实验室设施的监督核查机制，是实现实验室整体管理目标的重要保障。为了能持续改进和完善实验室设施安全管理的要求，建立内部监督核查机制是不可缺少的。管理体系中内部监督和核查机制一般可采用落实安全计划、开展内部审核和管理评审等方式。实验室管理层通过内部监督核查内容所反映的实验室设施管理现状，提升管理持续改进的针对性，对制定进一步加强实验室管理的相关决策起到良好的支撑作用。

9.2　实验室设施管理体系的建立

建立实验室设施管理体系首先要领导高度重视。领导在思想上认识到该体系的建立有利于本单位的管理和发展，确保不发生重大实验室设施相关的安全事故；让相关人员充分理解一套完善的设施管理体系是规范运行和操作过程，避免自己和他人受到伤害的一种有效保护。其次，建立实验室设施管理体系既要满足实验室生物安全相关法律法规的要求，又要满足实验室认证认可机构、法定管理机构的要求，还要考虑与单位其他体系的兼容性，应是一个多方位相互融合的管理体系。

为保证实验室整体安全，建立、实施和维持一个有效的实验室设施管理体系十分必要。建立设施管理体系的前提是充分准确理解国家相关法律法规、标准规范的要求并明确实验室设施安全运行的目标。策划者对设施情况的了解及认识，直接影响管理体系的适宜性。管理体系建立后，在试运行过程中，通过对设施的安全检查，组织实验室内部审核、管理评审等活动，将不断获得改进的机会，促进管理体系不断完善，使体系更加系统、充分，更加适宜于自身情况，更加符合法律法规及标准规范的要求，体系运行也将更加有效和安全。

做好实验室设施的安全管理工作，重点是在全面了解管理设施的基础上，与实验室设施相关的部门和人员应承担相应的管理和使用的职责，在实施和运行过程予以客观有效的评价，不断促进和优化实验室设施的安全管理。具体来说应包括设施的使用、维护、检修和安全性评价，这需要设施的安全管理人员、使用人员和维护人员共同配合，以个体为基础实行有针对性的安全管理。

9.2.1 管理体系建立的依据

我国以《中华人民共和国生物安全法》为核心，由生物安全基础性法律、生物安全管制性法律法规、技术标准体系、特定事项部门规章等组成的层次分明、建制完备、内在协调的生物安全法律体系已经基本形成。设施的安全管理体系应符合我国生物安全相关法律法规及标准规范的要求。同时，可参考生物安全国际规范，借鉴国际生物安全管理理念，为建立科学、系统、全面、适宜的生物安全管理体系提供思路。

1. 法律法规

《中华人民共和国生物安全法》《中华人民共和国安全生产法》《病原微生物实验室生物安全管理条例》《实验动物管理条例》等。

2. 标准规范和部门规章

《实验室 生物安全通用要求》GB 19489、《生物安全实验室建筑技术规范》GB 50346、《实验动物 环境及设施》GB 14925、《病原微生物实验室生物安全通用准则》WS 233、《排风高效过滤装置》JG/T 497、《人间传染的高致病性病原微生物实验室和实验活动生物安全审批管理办法》、《病原微生物实验室生物安全环境管理办法》等。

3. 国际规范

世界卫生组织的《实验室生物安全手册》《生物安全程序管理》，美国的《微生物和生物医学实验室生物安全》，加拿大的《加拿大生物安全标准和指南》等。

4. 认可准则

《实验室生物安全认可准则》。

9.2.2 管理体系建立的要点

建立实验室设施管理体系时，需要关注下述原则，并在这些原则的指导下落实各阶段工作，才能保障建成的管理体系具有符合性、实用性、有效性、全面性和系统性。

1. 目标引领

建立实验室设施管理体系的目的是实现实验室设施安全的管理方针和目标。要求在风险评估和循证思维理念的基础上，充分了解设施特性，平衡设施实际存在的风险，能够实施经济可行、可持续改进、与自身情况和优先事项相关的安全管理政策和保障措施。

建立管理体系时，实验室设施管理者应以管理目标为引领，再根据目标设定重要的要素和使用设施过程中的各个环节，配置相应的资源，确定职责、明确分工，制定详细的计划并落实对计划实施情况的检查，待进行周密的策划之后再实施。

2. 注重整体

管理体系要覆盖到实验室设施运行和使用的全要素和全过程，同时要做到全面符合法律法规和标准规范，并强调质量、安全和高效的统一，一个有效的管理体系，既要满足质量要求、满足安全要求，也要能充分实现整个实验室的有效准确结果。尤其要确保相关人员的积极参与，这是保障，每个人都是管理体系的一个要素，也是执行程序的主体，缺一不可。同时，管理不是与非管理者无关的事情，在有效运行的管理体系中，每个人既是管理者也是被管理者，同时也是合作者。实验室设施的安全运行和管理体系的各个阶段，以系统化的思想为指导，注重整体优化，有助于整个实验室提高实现目标的有效性和高效性。

3. 持续改进

实验室设施的安全运行是一个动态的过程，实验室外部环境、内部因素总是在不断地发生着变化，在变化过程中，需要实验室自行发现问题、纠正、改进和提高，从而保障体系有效运行，实现实验室发展的方针。设施管理体系运行过程中，可以通过不同的切入点实现持续改进，包括日常安全检查、日常监督管理、全面系统检查、内部审核、管理评审、事故报告、外部检查或现场评审等。所有有关管理体系的国家标准或国际标准都特别重视改进，不能得到持续改进的管理体系不能长期维持。

9.2.3 管理体系建立的过程

实验室初次建立管理体系一般包括以下几个阶段，每个阶段又可分为若干具体步骤。

1. 策划与准备

充分的准备、精心的策划是建立适宜的、符合国家法律法规及标准规范要求的实验室设施管理体系的必要保障。该阶段一般分为以下几个步骤。

（1）全员培训

首先需要对实验室设施的管理、使用、维护，甚至采购相关的人员进行全面培训，让每个相关人员对设施管理体系的建立都有充分的认识和理解，同时要让他们认识到实验室设施管理的现状和与先进管理理念之间的差异，认识到建立先进管理体系的意义。

人员培训是建立管理体系的基础，只有对体系有充分的认识，对安全法律法规、相关标准规范和要求全面掌握了解，才能结合实验室实际情况建立适宜的安全设施管理体系。培训内容应包括生物安全相关法律法规和标准规范、体系基础知识、设施管理相关知识和技能、计划开展工作相关的知识和技能以及实验室设施运行的基本条件涉及的内容等。

设施管理者需要充分了解建立和完善设施管理体系的迫切性和重要性，明确管理层在管理体系建设中的关键地位和主导作用，还需要全面了解管理体系的内容，认识到体系的每个要素、每个过程都将对实验室设施的使用安全产生重要影响；执行层（包括设施管理员、使用人员和维护人员），需要认识到积极参与的意义和严格执行相关规定以及程序、要求的重要性，每一位相关人员均应掌握各自岗位的活动要求。通过培训，使每个成员对管理体系都有充分的认识和理解，认识到建立管理体系的意义，逐步培养实验室的生物安全文化。

（2）识别过程

在准确掌握和理解实验室设施管理体系的概念内容、方法手段，并制定了方针、目标的情况下，实验室需要基于自身情况，充分识别过程，确定控制对象。虽然管理体系模式均由规划工作、风险评估、实施管理措施、审查改进等来实现持续改进，但每个实验室使用设施开展实验活动、面临的安全风险、应采取的适宜管理措施是各不相同的。这就需要实验室经过调查分析，应用分析结果，并做好所有设施的风险评估报告，确定需要控制的要素并规避风险点。

2. 组织结构和资源配置

（1）组织结构

建立层次清晰、分工和从属明确的组织管理体系是制定、执行、评价和修改实验室生物安全关键设施管理体系的组织保证。实验室应根据自身的实际情况，合理设置组织机构。其原则是必须有利于生物安全工作的顺利开展、有利于生物安全管理工作的衔接、有利于机构职能的发挥。实验室设施管理组织机构应包括：

1）实验室设施最高管理者。全面负责制定设施管理的政策和程序，负责实验室运行、管理和维护工作，对实验室设施负责。

2）设施管理人员。设施均应该制定标准操作规范（SOP），所有使用者必须严格按照操作规范进行操作。设施管理者应熟悉设施的运行和操作方法，并有责任指导和监督他人正确使用该设施，对设施的运行状态进行识别（准用或停用状态），维持和管理设施的档案。

3）设施维护人员。设施维护人员应根据实验室所使用设施的复杂程度，负责安装、调试和资产管理，并制定维修、维护和检测计划，按照国家相关法规执行，以此管理好实验室设施，保障其安全运行。

4）设施使用人员。使用人员均应严格按照设施操作规程操作。使用前要检查设施的安全性和有效性，使用后要做好记录，记录使用者、使用时间、设施运行状况等，并由使用者签字。设施要保持清洁，采取有效的维护措施，定期检查、检修维修，使其保持完好备用状态。

实验室还应设置专门人员并制定专门的程序对服务机构及其服务进行评估并备案。还应定期对实验室设施环境进行消毒和效果监测与验证。考虑到实验室的安全性，在设施维护、检修前应先去污染、清洁和消毒灭菌，还应意识到，要求维护人员穿戴适当的个体防护装备等避免不必要的风险，都需要在组织结构中明确。

（2）资源配置

资源包括人员、设施、服务供应商、资金、材料、工具和设备等，是建立设施管理体系并实现方针和目标的必要条件。资源的配置以满足要求为目的，不应过度，但应考虑发展的需求。实验室应首先根据自身工作的特点和规模确定所需要的资源，并由实验室设施最高管理者全面负责，确保设施运行过程中质量和安全所需的资源。实验室应对竞争的激烈性，以及标准、技术、设施等发展的迅速性有充分的认识。

1）人力资源。人力资源是资源配置中首先要考虑的，因为所有工作都是靠人来完成的。实验室设施最高管理者应根据工作岗位、实验活动需求，选择能够胜任的人员从事该项工作。

2）资金支持。资金支持是实验室安全开展工作的基本保证。实验室对于设施的安全管理有特殊要求，应予以足够的重视。同时，还应为实验室相应技术活动提供满足标准、规程要求的设备以及供应品和支持性服务设施。

3. 体系文件编制

管理体系是通过文件化的形式表现出来的，可以规范实验室设施相关人员的行为，是实现生物安全方针和生物安全目标的依据。在管理体系建设方面要注意以下几个方面：除《生物安全管理手册》需要统一由主管生物安全的部门编制外，程序文件、设备操作规程，记录表格和运维手册等文件，可按职责分工分别制定。先提出草案，再组织审核，这样有利于文件的执行和落实。

（1）文件层次结构

实验室通过编制体系文件实现管理体系文件化。管理体系文件的作用是便于沟通、有序行动，有利于管理体系的实施、保持和改进。

管理体系文件一般分为以下几个层次：管理手册、程序文件、操作规程、记录表单和运维手册等。管理手册是第一层次文件，是一个将准则转化为本实验室具体要求的纲领性文件。管理手册的精髓就在于有自身的特色。程序文件是第二层次文件，是描述实施管理体系要素所涉及围绕设备开展的活动和实施过程的文件。操作规程是第三层次文件，它是指导开展具体工作的更详细的文件。记录表格和运维手册等是第四层次文件，记录表提供了记录的格式，规定了记录的必要内容要求和设备运行及维护指导方法。

（2）文件的基本要求

1）符合性。文件应符合相关方的要求和规定，如国家法律法规、标准规范、主管部门的要求等。

2）适宜性。文件应与实验室自身情况相适宜，应具可执行性、可操作性。特别需要提示的是，文件对体系的描述需要与体系的需求一致。

3）系统性。实验室应对设施管理体系的全要素、要求和规定，系统、全面、有条理地制定成管理体系文件；所有文件应按规定的方法编辑成册。

4）协调性。体系文件的所有规定应与实验室的其他管理规定相协调；体系文件之间应相互协调、互相印证；体系文件之间应与有关技术标准、规范相互协调；应认真处理好各种接口，避免不协调或职责不清。

（3）安全管理手册

生物安全管理手册是实验室安全活动的纲领性文件，需将法律法规、标准规范转化为本实验室生物安全管理要求，既要保证对准则的符合性，又要保证对本实验室的适宜性。安全管理手册的核心是方针、目标、组织机构及管理体系组成要素描述。特别是设施的管理要详细描述，要规定组织机构中的管理职责，且不能与程序文件相矛盾。

（4）程序文件

生物安全管理程序应形成书面文件，以便于对生物安全管理体系所涉及的关键活动进行连续和有效的控制。生物安全程序文件是生物安全管理体系的支持性文件，也是生物安全管理手册的具体展开和落实，应明确活动中的资源、人员、信息和环节等，也就是要明确活动的目的、范围，谁来做，做什么，怎么做，何时何地做，以及如何对活动进行控制和记录等。

（5）设施操作规程

设施操作规程是用来指导使用者为某一具体过程或某项具体活动如何进行作业的文件，是管理体系文件的组成部分，它既是管理手册、程序文件的支持性文件，也是对管理手册和程序文件的进一步细化与补充，它比程序文件规定得更详细、更具体、更单一，而且更便于操作。编写设施操作规程时应尽量详细说明使用者的权限及资格要求、活动目的和具体步骤等，以保证操作的可重复性和一致性。同时，应充分考虑设施的风险评估报告和安全使用手册。

（6）设备记录表单

记录是阐明使用设施的实际情况，或提供完成活动的证据性文件，记录应具有可追溯性。为了保证记录的充分性、有效性、可追溯性，在编制体系文件时，实验室应将记录的格式固定下来，并对记录表式（记录的格式）进行控制，以保证记录表式中信息的充分性。实验室工作人员应该使用现行有效的记录表式记录设施管理情况。不应随意修改记录表式中的固定信息，当记录表式需要修改时，如增加相关栏目信息，应执行文件修改程序。需要提示的是，记录表式本身是受控文件，已填写的存档的记录不是受控文件。

（7）运维手册

设施运维手册用来指导实验室正确对设施进行日常安全运行和定期维护保养，必要时由专业机构对设施进行专业的保养，根据检测周期进行监测。运维手册是设施管理体系文件的重要组成部分，进一步细化与补充设施运行过程中的定向管理，它比程序文件规定得更详细、更具体、更单一，而且更具有可操作性。

4. 管理体系试运行与持续完善

管理体系文件编制完成后，管理体系将进入试运行阶段。其目的是通过试运行，考验设施管理体系文件的有效性和协调性。并对暴露的问题采取改进和纠正措施，以达到进一步完善管理体系文件的目的。试运行一般步骤与要求如下：

（1）编制试运行计划。实验室应编制管理体系的试运行计划，合理安排试运行过程中各项工作，包括体系文件的批准发放，体系文件宣贯及相关培训，开展设施运行实验、检测监测、安全检查和配件更新后的维保等，持续完善体系文件。

（2）文件批准发放。所有体系文件均应按照文件控制程序的要求进行审核批准，按照批准的范围进行发放。

（3）体系文件宣贯及相关培训。按照岗位职责要求，对管理人员、执行人员、操作人员和保障人员等进行管理体系文件宣贯及相关培训，包括：本实验室设施管理体系文件介绍；本实验室生物安全管理手册、程序文件、设施操作程序要点；试运行应注意的问题；试运行记录要求。

（4）开展设施模拟运行。开展设施模拟运行应全面，能保证设施在所有实验活动过程中的安全性等，并能够真实反映将要开展的所有实验活动存在的生物安全风险。开展设施模拟运行应全面覆盖所有相关人员。

（5）安全检查、内审和管理评审。试运行期间，至少进行一次安全检查。按照实验室制定的设施管理计划、审核清单、不合格项的跟踪和监督等有关活动记录和文件，管理层要组织开展设施管理的评价体系，决策其有效性和适用性。实验室尤其应鼓励员工在试运行实践中发现和提出问题，以便采取纠正措施，完善管理体系。

（6）完善体系文件。试运行期间体系文件的修改、补充、完善是边运行、边修改的，应保存好文件修改记录，做好管理体系文件动态管理工作。

第 10 章 防护设施设备安全
管理体系框架设置

生物安全实验室防护设施设备是保护实验人员、实验操作对象和环境的必要条件，是实验室实现生物安全防护、开展实验室工作和维持实验室运行的关键要素。在建立实验室管理体系时，设施和设备相关制度程序通常一起建立。实验室根据防护设施设备风险评估结果，明确风险可能存在的环节，从而构建合理、合规、有效、实用的实验室防护设施设备安全管理体系有利于实验室自身运行和管理。本章主要涵盖生物安全实验室防护设施设备安全管理体系的构成和基本内容要求。

10.1 防护设施设备安全管理体系框架

10.1.1 总体要求

管理体系文件是实验室运行管理的依据，良好的实验室管理体系是规范实验室运转操作、持续改进实验室管理、提升实验室能力的基础。管理体系具体包括：管理手册、程序文件、标准操作规程、记录表格等。设施设备的运行维护手册是管理体系文件不可或缺的一部分。在构建管理体系文件时应保证以下几个方面：

合法合规性：管理体系文件必须是建立在符合国家法律法规要求的基础上、再参照国家标准或者国际标准进行设定的。

系统全面性：管理体系文件是实验室系统化管理的依据和证据，是以实验室更好地规范、改善和促进管理为目的的，应全面反映实验室管理体系是一个有机整体，各文件应相互协调，有机整合，不应存在相互矛盾的现象。

可追溯性：管理体系文件是实验室管理体系持续运行的保障，也是实验室有效运行的证据，因此通过管理体系文件记录下的各项实验管理运行流程、实验相关活动等都应具有可追溯性。

因地制宜性：管理体系文件是实验室管理体系的主要体现，因为人员、设施设备、材料、环境和本地管理特点的不同，实验室的管理是有差异性的，每个实验室均具有自身的特点和不同于其他实验室的风险。因此，管理体系文件的构架一定要与自身实验室的特征相适宜，从管理的模式、人员的构成、设施设备的属性、材料的类型、环境的影响等方面充分考虑，以适应本实验室管理体系文件。

10.1.2　管理要点

1. 管理手册

管理手册的内容参考本书附录。

2. 程序文件

程序文件相关内容参考本书附录。

3. 操作规程

操作规程即规定某项工作的具体操作流程的文件。这里指的标准操作规程是开展防护设施设备操作工作的技术文件，是管理体系中的第三级文件，也是程序文件的下层文件，指导操作人员如何具体操作防护设施设备。

（1）防护设施设备应逐个建立操作规程，应参照设施设备说明书，结合国家法律法规和标准规范的特殊要求来编写。

（2）操作规程应区别于程序文件，必须足够详细，并确保安全性、规范性和可重复性。

4. 记录表格

记录是阐明所取得的结果或提供所完成活动的证据文件，属于管理体系中奠定地基的文件，也是证实性文件。

（1）防护设施设备的记录应完整、客观地反映防护设施设备的使用、维护、维修、检定等活动的真实状态，确保其能作为实验活动追溯、预防危害、控制危险的依据。

（2）记录可以是书面的，也可以是电子媒体形式等。任何形式的记录都应有相对应的管理要求和控制程序。

（3）所有记录都应易于阅读，便于检索。直接清晰地记录观察或读出的结果，用词、数据、单位等应不产生歧义。

10.2　防护设施设备安全管理体系基础内容

10.2.1　管理手册

管理手册通常应包括如下内容：封面、批准页、修订页、目录、前言、主题内容及适用范围、管理手册管理、方针目标、组织机构、管理体系要素、支持性资料附录等。而防护设施设备安全管理手册应突出防护设施设备的特点，应对防护设施设备选型、采购、安装、运行、维护、维修、报废等全过程管理提出要求。至少应包括如下内容：

（1）防护设施设备的配置要求；

（2）防护设施设备的使用要求；

（3）防护设施设备的文件要求；

（4）防护设施设备的检测要求。

10.2.2 程序文件

程序文件一般包括：目的和适用范围、相关文件和术语、职责、工作程序、对应的支持记录表格目录。防护设施设备管理的程序文件应对防护设施设备运行过程所涉及的各个要素进行具体阐述，包括物资、人员、信息和环境等方面应具备的条件和可能出现的所有情况等，至少应包括如下内容：

（1）防护设施设备的人员管理；

（2）防护设施设备文件管理；

（3）防护设施设备的使用、维护和检定管理；

（4）防护设施设备、用品的采购。

10.2.3 操作规程

管理体系中的操作过程一般可分为实验操作规范、设施设备使用规程、管理类规程等，在防护设施设备方面通常包括操作规程和运行维护手册。运行维护手册通常单独成册，一般适用于单独设置设施设备维保部门的实验室。对于疾控系统，大多实验室设施设备维护保养采用外包服务的形式，没有单独的防护设施设备运行维护手册。

防护设施设备的操作规程单指防护设施设备的使用规程，在编写过程中，至少应详细说明以下几个方面：

（1）建立该操作规程的目的及适用范围；

（2）使用者的权限及资格要求；

（3）具体操作步骤；

（4）防护和安全操作方法；

（5）操作过程中需要注意的事项；

（6）消毒措施；

（7）针对关键防护设施设备，还应明确其程序。

实验室如果需要单独建立运行维护手册，可参考《病原微生物实验室常见防护设备运维管理》。

10.2.4 记录表格

防护设施设备记录表格应真实、全面，涵盖所有管理体系中涉及的内容，至少应有以下内容：

（1）设施设备申购记录；

（2）设施设备采购记录；

（3）设施设备验收记录；

（4）设施设备管理登记记录；

（5）设施设备维修申请记录；

（6）设施设备维修登记记录；

（7）设施设备维护记录（可分类）；

（8）个体防护设备适配性测试记录；

（9）设施设备报停审批记录；

（10）设施设备报废申请记录；

（11）设施设备使用记录；

（12）设施设备情况简表。

10.3　管理体系示例

依据《中华人民共和国生物安全法》《病原微生物实验室生物安全管理条例》等法律法规，标准化、科学化、制度化地管理生物安全实验室是保障实验室生物安全和实验活动正常开展的必要条件。目前，我国高等级生物安全实验室都已建立并形成比较完善的生物安全管理体系，但在实验室设施的平面布局、空调通风、自动控制、电力供应等重要的二级屏障管理方面，并未形成体系化的管理模式，本书附录中的示例意在为高等级生物安全实验室设施管理体系提供运行管理模式参考，各实验室可根据自身设施条件和特点，在此基础上构建符合自身实验室规范、科学、实用的运行管理模式。

附录 生物安全管理体系示例

1. 风险评估及控制措施

《实验室 生物安全通用要求》GB 19489—2008 中明确了实验室活动涉及致病性生物因子时，实验室设施应对所涉及的相关风险进行的评估及控制。本示例是根据高等级生物安全实验室设施常见风险进行整理汇总（附表 1），可结合实验室实际参考对照查找风险并评估控制。

实验室设施风险评估常见环节示例

附表 1

序号	风险评估					实验室采取控制措施（建议）	剩余风险评估
	识别项	风险描述	风险可能性	风险后果	风险等级		
1	围护结构	围护结构烟雾法检测有可见泄漏	可能发生	影响一般	中	安全检查应关注围护结构所有缝隙和贯穿处的接缝密封性；年度检测时,采用烟雾法对围护结构严密性进行测试,发现泄漏及时密封处理	低
2	空调通风系统	系统开/关机过程,送、排风启/停顺序错误	较不可能发生	影响特别重大	高	日常运行和维护应关注系统启停时房间绝对压力情况；安全检查应关注排风与送风连锁情况(排风机先于送风机开启,后于送风机关闭)	低
3		防护区备用(送)排风机不能自动切换,或切换过程中不能保持有序的压力梯度和定向流	可能发生	影响重大	高	维护、安全检查和年度检测时,应关注系统备用风机能否自动切换,且切换过程房间的压力梯度和气流流向	低
4		静压差不符合要求	可能发生	影响重大	高	日常监测房间绝对压力、与相邻房间相对压力；定期校准压力表、压力传感器等；自控系统报警或预警压力梯度失效时,及时处理	低

续表

序号	风险评估					实验室采取控制措施(建议)	剩余风险评估
	识别项	风险描述	风险可能性	风险后果	风险等级		
5	空调通风系统	气流流向不符合要求	较不可能发生	影响重大	中	年度检测时应检测相邻房间气流流向,发现气流流向逆转应及时处理	低
6		室内送风量不符合要求	较不可能发生	影响一般	低	年度检测时应检测相应参数,发现偏离及时处理	低
7		洁净度、噪声不符合要求	较不可能发生	影响较小	低		低
8		温度不符合要求	基本不可能发生	影响较小	低	日常监测、安全检查、年度检测房间温湿度,发现偏离及时处理	低
9		相对湿度不符合要求	可能发生	影响较小	低		低
10		防护区排风高效过滤器有泄漏	较不可能发生	影响特别重大	高	年度检测应确保高效过滤器的完整性符合要求;检测时机至少应包括:安装后投入使用前、更换高效空气过滤器或内部部件维修后、年度检测	低
11		送风高效过滤器有泄漏	较不可能发生	影响较大	中		低
12		高效过滤器堵塞	较不可能发生	影响较大	中	日常监测、安全检查、年度检测高效过滤器两端压差,发现压差过大或自控系统报警时,及时处理	低
13	给水排水与气体供应	断流水箱缺水或加压供水设备故障	可能发生	影响一般	中	日常监测、安全检查应关注水箱低液位报警的设置,水泵运行状态实时监控,并定期巡检。设备所在房间设计物防、安防措施	低
14		给水管道或检修阀门漏水	可能发生	影响较小	低	日常监测、安全检查应关注管道和阀门密闭性	低
15		水封或存水弯缺水	很可能发生	影响重大	高	日常运行应定时补水	低
16		防护区排水管道或检修阀门漏水	可能发生	影响重大	高	日常监测、安全检查应关注管道和阀门密闭性	低
17		防护区排水系统通气管高效过滤器失效	很可能发生	影响重大	高	日常监测、安全检查、年度检测应关注高效过滤器的完整性	低
18		空气压缩机(供气系统)故障	较不可能发生	影响较大	中	日常监测、安全检查应关注空气压缩机、减压阀等设备的巡检,发现问题及时检修	低

续表

序号	风险评估					实验室采取控制措施（建议）	剩余风险评估
	识别项	风险描述	风险可能性	风险后果	风险等级		
19	给水排水与气体供应	气瓶固定不牢	较不可能发生	影响较大	中	日常监测、安全检查应关注气瓶安装与固定情况，发现问题及时处理	低
20	电力供应与照明	备用电源（UPS）无法正常接入或无法满足维持系统正常运行30min的要求	可能发生	影响特别重大	极高	安全检查、年度检测应关注备用电源（UPS）能否正常接入以及满足维持系统正常运行30min的要求	低
21		不间断电源插座数量不足或与普通插座混用	可能发生	影响较大	中	日常监测、安全检查、年度检测插座用电设备，及时调整使用不当的用电设备	低
22		断路器、接触器端子松动烧蚀	可能发生	影响重大	高	日常监测、安全检查时应逐一紧固	低
23		电缆运行温度高	较不可能发生	影响较大	中	日常监测、安全检查应对主要电缆进行测温，尤其增加设备后	低
24		房间照度不符合要求	可能发生	影响较小	低	年度检测时应检测照度，发现偏离及时处理	低
25		无应急照明灯，或无法维持30min照明要求	可能发生	影响一般	中	安全检查时关注应急照明等性能，确保符合要求	低
26	自控、安防、报警系统	生物安全柜、动物隔离设备、IVC、负压解剖台等设备的启停，对防护区压力梯度影响的可靠性验证不符合要求	可能发生	影响较大	中	日常监测、安全检查、年度检测应关注生物安全关键防护设备启停对房间压力影响是否符合要求	低
27		当空调机组设置电加热装置时未设置送风机有风检测装置；在电加热段未设置监测温度的传感器；有风信号及温度信号未与电加热连锁	可能发生	影响重大	高	日常监测、安全检查应关注无风超温报警，与电加热器连锁	低
28		防护区室内外压差传感器采样管未配备与排风高效过滤器过滤效率相当的过滤装置	很可能发生	影响特别重大	极高	取压管室内侧采样口配备高效过滤器	低

续表

序号	风险评估					实验室采取控制措施(建议)	剩余风险评估
	识别项	风险描述	风险可能性	风险后果	风险等级		
29	自控、安防、报警系统	送、排风高效过滤器阻力压差传感器失效	可能发生	影响一般	中	定期校准	低
30		在空调通风系统未运行时,防护区送、排风管上的生物安全密闭阀未处于常闭状态	可能发生	影响较大	中	日常监测、安全检查、年度检测关注密闭阀关闭状态	低
31		门禁互锁功能失效、紧急解锁功能失效、门禁反馈自控系统有误	可能发生	影响一般	中	日常监测、安全检查、年度检测关注门禁反馈	低
32		摄像头控制失效	可能发生	影响一般	中	定期测试摄像头旋转、缩放等功能	低
33		视频存储空间不足	可能发生	影响重大	高	专业单位或维保定期维护,存储硬盘已满时,及时清理和备份	
34		实验期间安防监控室、中控室无人值守	基本不可能发生	影响特别重大	高	建立完善的巡查制度,严格遵守执行	
35		资料传输设备、局域网络等故障	可能发生	影响较小	低	应定期检查、更换	
36		房间失压、相对压力、门体延时等(声光)报警失效	可能发生	影响重大	高	安全检查、年度检测关注报警功能	低
37		防护区内手动报警、对讲系统失效	可能发生	影响重大	高	安全检查、年度检测关注报警与对讲功能	高
38	消防与安全疏散	消防设施不全,消防器材过期或失效	可能发生	影响重大	高	定期检查、更新	低
39		安全疏散标识缺失	可能发生	影响一般	中	定期巡检,计时恢复缺失标识	低

2. 管理手册

本示例根据《实验室　生物安全通用要求》GB 19489—2008 中实验室设施设备管理要求进行分类和细化。

(1) 防护设施设备的配置要求

1) 防护设施设备是生物安全实验室开展工作时必须具备的基础条件。

2) 防护设施设备的数量、规格和等级应以风险评估为依据,满足实验室活动生物安全防护的要求。

3）所有在用的防护设施设备均属于受控范围，借用或租用的同类设施设备也应纳入控制管理。

（2）防护设施设备的使用要求

1）在投入使用前应核查并确认设施设备的性能可满足实验室的安全要求和相关标准。

2）应依据相关标准规范要求及制造商的建议使用和维护实验室设施设备。每次使用前或使用中应根据监控指标确认性能处于正常工作状态，并记录。

3）实验室应有明确职责的专人管理实验室防护设施设备。防护设施设备的管理和使用人员必须经过相关培训、考核并获得授权；必须遵守实验室人员的健康管理；管理层应告知其所从事的风险。

4）应将设施设备纳入实验室日常安全检查、评审范围。实验室应尽可能明确标示防护设施设备中存在危险的部位，定期去除污染和消毒。

5）如果使用个体呼吸保护装置，应做个体适配性测试，每次使用前核查并确认符合佩戴要求。

6）设施设备维护、修理、报废或被移出实验室前应先去污染、清洁和消毒灭菌；但应意识到，可能仍然需要要求维护人员穿戴适当的个体防护装备。

7）应制定在发生事故或溢洒（包括生物、化学或放射性危险材料）时，对设施设备去污染、清洁和消毒灭菌的专用方案。

8）应停止使用并安全处置性能已显示出缺陷或超出规定限度的设施设备。

（3）防护设施设备的文件要求

1）实验室应有对设施设备（包括个体防护装备）管理的政策和程序，包括设施设备的完好性监控指标、巡检计划、使用前核查、安全操作、使用限制、授权操作、消毒灭菌、禁止事项、定期校验、检定或检测、定期维护、安全处置、运输、存放等；应建立现行有效的使用和维护说明书，便于人员使用。

2）应在设施设备的显著部位标示出其唯一编号、校准或验证日期、下次校准或验证日期、准用或停用状态。

3）防护设施设备的选型、采购、安装、运行、消毒、维护、维修、报废全过程涉及的文件档案应妥善保管。防护设施设备档案内容应至少包括（不限于）：

①制造商名称、形式标识、系列号或其他唯一性标识；

②验收标准及验收记录；

③接收日期和启用日期；

④接收时的状态（新品、使用过、修复过）；

⑤当前位置；

⑥制造商的使用说明或其存放处；

⑦维护记录和年度维护计划；

⑧校准（验证）记录和校准（验证）计划；

⑨任何损坏、故障、改装或修理记录；

⑩服务合同；

⑪预计更换日期或使用寿命；

⑫安全检查记录。

（4）防护设施设备的检测要求

防护设施设备应定期检测并评价其性能，在检测过程中应做到：

1）对实验室生物安全关键防护设施设备提供检测的机构宜具备检测资质。

2）检测机构或其母体组织应具有法人资格，能独立、客观、公正地从事相关检测活动，并对其检测结果负责。

3）检测活动应符合现行国家标准《检测和校准实验室能力的通用要求》GB/T 27025 要求。

4）使用过的防护设施设备检测前应进行可靠的消毒。

5）实验室如果自行对设施设备进行检测，应制定相关检测程序和记录表格并纳入受控文件中；检测活动应有记录并存档；对检测活动符合《检测和校准实验室能力的通用要求》GB/T 27025 进行核查和声明，相关记录应存档。

3. 程序性文件

（1）防护设施设备的人员管理

1）部门职责

防护设施设备采购通常由基建处（或者设施设备处）负责管理；防护设施设备使用由生物安全管理办公室（或实验室生物安全处或质量管理处）负责管理。

2）人员职责

生物安全负责人负责组织对与防护设施设备有关的所有人员进行与其岗位相适应的安全培训及考核；生物安全管理办公室（或实验室生物安全处或质量管理处）负责组织对新上岗人员的上岗培训、特定岗位的资质培训和继续教育培训的管理，并负责生物安全体系文件的宣贯与培训及考核。负责对相关人员的专业技术培训、演练和能力素质的评估，要求每年至少进行一次；实验室主任负责进入高等级生物安全实验室人员的准入审批。

3）工作流程

①培训计划

生物安全负责人应组织制定年度培训计划，明确本年度防护设施设备的培训内容、培训时间、培训对象、培训教师、培训地点、培训教材。相关项目组应制定专业技术和SOP 的培训年度计划。

②培训对象及内容

防护设施设备的管理人员：培训内容包括实验室生物安全法律法规及标准规范，实验室生物安全管理体系文件；实验室的生物安全水平，实验室研究项目的风险评估等。

防护设施设备维护人员：应进行防护设施设备管理检定、维护所要求的技术培训，个人防护、消毒及灭菌方法的培训。

防护设施设备使用人员：培训内容除包括上述管理人员的培训内容以外，还包括：火和电的安全，紧急撤离和急救措施，进行危险的化学品管理、污水的无害化处理程序；操作技术规范、良好内务行为、消毒和灭菌方法、安全工作行为等相关培训。

新上岗人员：业务部门应对新上岗人员进行能力评估和资质审核，并组织其参加国家法律法规、管理体系、规章制度和实验操作规程、个体防护技能的培训，培训后应进行考核和评估，只有符合要求后才能参加实验活动。

③培训后考核、评估

培训后，要对培训内容进行考核，考核可采用现场模拟操作、书面测试和提问等多种方式，考核合格后方可上岗。对于考核合格后上岗的新进人员，实验室应安排有关人员予以监督其在岗的工作情况，并给予正确的指导。根据本实验室生物安全管理体系安全有效运行的需要，本实验室所有技术人员的知识应更新、技能应提高，对其本专业的研究动态应及时了解。

④特种岗位资质培训

针对一些特殊岗位（如：压力容器操作、实验动物设施设备操作等）需要经过特种岗位的资质培训，做到持证上岗。

⑤档案管理

所有的安全培训、考核资料和记录，以及每位岗位人员的相关授权、能力、资格证需要存档保存。建议永久保存。在岗人员的档案等材料保存至离开本单位后，随其他档案一起转移。

（2）防护设施设备文件管理

1）职责

①生物安全负责人具体负责防护设施设备管理类作业指导书及相应记录表单的编制、修改、审核。

②设施设备负责人具体负责防护设施设备操作规程及相应记录表单的编制、修改和审核。

③审定后的作业指导书由实验室主任签发。

④实验室所有人员有义务参与体系文件的编制，并提出修改意见。

⑤生物安全管理办公室（或实验室生物安全处或质量管理处）负责体系文件的收集、整理、编号、登记、归档、发放、回收及销毁。

2）程序

体系文件的分类及要求：

①生物安全管理手册

a. 生物安全管理手册是体系文件的纲领性文件，应确定实验室安全管理的方针和目标，并构建相应的管理体系来实现所规定的方针和目标。

b. 生物安全管理手册应明确组织结构、部门及人员岗位及职责、安全及安保要求、安全管理体系、体系文件架构、各项工作管理制度等。

c. 生物安全管理手册所确定和执行的安全要求，应不低于国家和地方的相关规定及标准的要求。

d. 生物安全管理手册所涉及的安全要求和操作规程应以国家主管部门和世界卫生组织、世界动物卫生组织、国际标准化组织等机构或行业权威机构发布的指南或标准等为依据，并符合国家相关法律法规和标准规范的要求、满足实验室安全运行的要求；任何新技术在使用前都应经过充分验证。国家有相关规定的，应得到国家相关主管部门的批准。

②程序文件

a. 程序文件是实验室开展各项工作的指导性文件，是《生物安全管理手册》的支持性文件。

b. 程序文件应满足实验室实施所有安全要求和管理要求的需要，工作流程清晰，各项职责得到落实。

c. 程序文件应明确规定责任部门、责任范围、工作流程及责任人、任务安排及对操作人员能力的要求、与其他责任部门的关系、应使用的工作文件等，着重对管理环节进行描述，一般不涉及纯技术性的细节问题。

③操作规程和资料性文件

a. 操作规程和资料性文件是使用、维护和管理某防护设施设备的方法、操作规程，是完成某项工作的重要参考资料。

b. 操作规程应详细说明使用者的权限及资格要求、潜在风险、设施设备的功能、活动目的和具体操作步骤、防护和安全操作方法、应急措施、文件制定的依据等。

c. 操作规程和资料性文件中的安全要求应以国家主管部门和世界卫生组织、世界动物卫生组织、国际标准化组织等机构或行业权威机构发布的指南、标准等为依据。

④记录表单

a. 根据相应的程序文件和操作规程制定切合实际需求的记录表单。

b. 记录表单应尽量简明、实用，满足溯源的要求。

3）体系文件的编号

体系文件的编号具有唯一性。生物安全管理办公室负责对编号进行管理。

4）体系文件的编制

①体系文件以清晰、准确地表达文件思想为目标，尽量采用统一的结构，但不拘泥于所规定的结构。

②对于生物安全管理手册、程序文件、标准操作规程，其中的编号文件，可按下列结构组织并适当取舍：

a. 目的：明确为什么编制该文件。

b. 范围：该文件的适用范围。

c. 职责：规定实施该文件的责任部门/人、责任范围、与其他责任部门的关系等，必要时需规定对操作实施人员能力的要求。

d. 程序或要求：详述实施该文件的步骤及方法、工作流程或要求。

e. 记录：列出该文件实施时产生的记录表格、报告等。

f. 支持性文件：列出引用的文件，以及与该文件有关的程序文件、标准操作规程、参考资料等。

③体系文件在编制时，文字应简练、准确，语句应通顺、不易产生歧义，具有很强的可操作性。

5）体系文件的审核、批准与发布

体系文件完成初稿后按要求进行审核批准。

6）文件修订、改版与作废

①文件修订

a. 在体系运行过程发现体系文件存在问题或不足时，应及时修订（包括新增）。每年应对体系文件至少进行一次系统审核。

b. 记录文件修订（包括新增）过程。

②文件改版

a. 下列情况下体系文件需要进行改版审查，或直接进行改版：

（a）体系运行出现重大问题，或发现体系运行不能适应任务要求时；

（b）管理方针和目标或者组织机构发生重要变化时；

（c）体系所依据的主要法规、标准发生变更时。

b. 生物安全管理办公室、实验室管理层各自负责领域发生上条所列情况时，均应提出改版建议，填写记录表单。

c. 申请进行改版审查时，由生物安全委员会负责文件改版审查，如确认需要改版的，经中心主任批准后，按文件编制、审核、发布程序实施。有关结果填写记录表单。

7）体系文件的控制

①体系文件经批准后，由生物安全管理办公室统一制作、登记、发放及存档。

②文件发放范围由生物安全管理办公室确定并记录。

③发放的体系文件应有唯一性标识，并注明受控状态，确保其现行有效。

④体系文件在修改后更新时，由生物安全管理办公室根据文件发放回收登记表对所有需要更新的文件实现全部更新并记录。对存留或归档的已废止文件，应在该套作废文件首页加盖作废章并在骑缝页加盖作废章，以防误用。

⑤生物安全管理办公室负责组织实验室文件定期评审，每年至少一次，以维护其有效性。评审结果提交管理评审会议。

⑥生物安全管理办公室负责实验室生物安全相关法律法规的定期跟踪更新，各项目组负责各自相关领域技术资料的更新。

（3）防护设施设备的管理

1）职责

①实验室设施设备管理员负责防护设施设备的日常维修维护管理。

②实验人员负责实验室防护设施设备的使用和管理。

2）防护设施设备的使用

①防护设施设备需按有关编写要求编制操作规程。使用人员在工作区域内可随时方便地获取其最新版本。使用前，使用人员应认真阅读设施设备使用说明书和设施设备操作规程，按说明书的使用步骤、操作规程具体要求和注意事项进行操作。

②防护设施设备使用者必须经过培训，考核合格，由实验室主任授权批准上机操作。操作必须在熟悉设施设备的人员或保管人的指导下进行；压力蒸汽灭菌器操作人员应该取

得压力容器培训合格证，使用单位应安排相关人员参加特种设施设备监督管理部门组织的相关培训，并取得特种设施设备管理员培训合格证书。

③防护设施设备应在专用区域使用，不得混用不同风险等级区域的防护设施设备。

④防护设施设备应制定维护要求（可在操作规程上写入），设施设备管理员按规定要求负责日常维护工作，并做好维护记录。

⑤使用防护设施设备前，使用者应核查并确认设施设备的功能性，必须符合预定的使用要求。

当防护设施设备故障和失准时，应立即停止使用，报告设施设备管理员贴上"停用"状态标识，清晰表明该防护设施设备已停用，必要时加以隔离，以防误用，同时，使用人应做好记录并对先前所做的检测工作进行检查，核查是否对先前的检测工作造成了影响。

3）防护设施设备的标识管理

①针对防护设施设备的检定、校准、检测状态，进行标识管理，设施设备管理员用不同颜色的标识贴于设施设备的明显位置。标识内容包括检定日期、有效日期、器具编号、检定员和检定单位。

合格证（绿色）：适用于经检定、校准合格；经校准、检测后，确认符合检测工作要求的设施设备。

准用证（黄色）：适用于多功能或多量程的设施设备，其中用于检测工作的功能和量程合格，而其他功能或量程有不合格项目存在，降级后性能仍符合检测工作要求的设施设备。

停用证（红色）：适用于检定或校准不合格、超过检定、校准周期或损坏待修或报废的设施设备。

②其他设施设备的标识分"正常"和"不正常"两种性能状态标识，由设施设备保管人负责确认和粘贴。性能正常的使用一次性绿色"正常"标识；性能不正常的或出现故障不能正常使用的或已损坏的使用红色"不正常"标识，经修复确认可以正常使用后，再贴上一次性绿色"正常"标识。

③应明确标示出设施设备中存在危险的部位。

4）防护设施设备档案管理

防护设施设备应建立档案，档案应包括以下内容

①防护设施设备及软件的识别（标识）；

②制造厂商、型号、规格、序号或其他的唯一识别号；

③对防护设施设备是否符合规定的核查（服役前的核查）；

④现在放置地点；

⑤到货时状态（例如新的、用过的或修理过的）；

⑥防护设施设备或附件使用说明书（或复印件）；

⑦防护设施设备操作规程（是否需要，由生物安全管理办公室和使用科室共同确定）；

⑧所有校准或检定报告或证书（原件）；

⑨防护设施设备的维护计划，以及在进行的维护记录；

⑩任何损害、故障（失灵）、改型（改装）或修理的历史情况；

⑪其他信息。如验收记录、安装调试鉴定报告、使用记录、档案目录、申购审批单、购买合同、预计更换日期或使用寿命、接收日期和启用日期等。

5）防护设施设备的维修保养

①粗效、中效过滤器更换：在运行过程中，随着尘量的积累，过滤器很容易堵塞，影响进风量，当风量小于一定数量时，自控系统提示过滤器堵塞报警，就需要更换粗效、中效过滤器，更换中效过滤器时要求停止空调系统。

②高效过滤器更换：高效过滤器更换应由有资质的专业人员操作。更换前必须熏蒸消毒并验证消毒效果。更换高效过滤器时必须进行相应的防护。

③特殊情况处理：如遇停电、火险等原因出现异常情况时，应严格按照实验室相关紧急处置的规定执行。

6）防护设施设备的评价

生物安全柜、压力蒸汽灭菌器、传递窗、气（汽）体消毒设施设备、排风高效过滤装置和正压生物防护头罩的评价符合《实验室生物安全认可准则对关键防护设施设备评价的应用说明》CNAS-CL05-A002 的相关规定。

7）防护设施设备的去污染要求

①防护设施设备的日常消毒工作由实验室操作人员负责，生物安全监督员实施监督。

②防护设施设备使用后，必须经过风险评估采用合适的消毒剂或消毒方式去污染。

③由于突发事故或漏出导致生物、化学性污染设施设备时，对设施设备使用经评估对所操作的病原微生物有效的消毒剂浸泡过的湿巾消毒后清洁，也可用紫外线近距离照射消毒 30min 以上。

④用于擦拭防护设施设备的用品视为污染废弃物，必须高压灭菌处理。必要时，维修保养前对实验室进行彻底消毒（终末消毒）。

⑤防护设施设备需要退出实验室或送修时，必须在实验活动结束，实验室环境经彻底消毒处理，设施设备采取适当方式消毒后，方可移出实验室。

（4）防护设施设备的采购

1）职责

①各实验组提出防护设施设备的采购计划并参与验收。

②实验室主任审批采购计划并监督实施。

③设施设备管理员根据需求安排防护设施设备的采购与供应。

2）程序内容

①合格供应商的选择与评定

a. 设施设备管理员选择采购防护设施设备的供货单位时，应首先选择国内外知名品牌和信誉良好的代理商，并根据历年来实际供货情况优选。

b. 向供应商采购时，应索取有关供应商资质和代理产品授权的证明材料，只从合法、合规供应商处购买产品。

c. 向生产厂家采购时，应优先选择获得生产许可证，产品经检测合格且历年供货稳定的企业。必要时，应考察生产厂家。

d. 根据以上要求，对合格供应商和合格生产厂家进行认定并做好登记备案。

②防护设施设备的采购和验收

a. 正常情况下，防护设施设备只允许从合格供应商或生产厂家采购。

b. 所有各类防护设施设备均按其质量和技术要求，由各申购科室进行验收评价。所有未经验收的物资不准入库、不准入账、不准交付使用。

c. 验收不合格的防护设施设备，不允许用于实验室检测工作。由设施设备管理员负责联系退货或换货。

d. 所有验收应按要求做好相应记录，并注意技术性能和质量的验收。

③防护设施设备的保管和使用

防护设施设备经验收合格后在实验室统一保管和使用。

④外部服务和供应档案

a. 外部服务和供应档案包括：合格供应单位名录、供应单位质量和信誉的评价性资料、供应单位质量保证和服务范围的有关资料，以及所有验收评价记录。

b. 外部服务与供应档案由设施设备管理员按外部服务与供应的支持服务类别和采购物资类别分别收集、编目、归档保存。

4. 操作规程

具体操作和维护要点应按照实验室自身设施设备使用说明、厂家和供应商要求进行编写，以下内容仅供参考。

（1）空调通风系统操作规程

1）目的

为保障空气处理系统的正常运行及使用，规范实验室人员的操作，特制定本规程。

2）适用范围

ABSL/BSL-3 实验室内空气处理系统的维护操作。

3）职责

①设施设备维修维护负责人负责日常维护保养工作。

②实验室所有人员必须严格按照本规程操作，不可擅自做出超出本规程的操作。

4）程序

①空气处理系统

a. 空气处理系统需由专人负责操作。负责操作人员必须经过培训方可上岗并详细阅读操作说明及附件文件。

b. 系统运行时，经常检查各种百叶风口是否出现焊口松动，对开多叶调节阀是否出现紧固螺母松动，并时常紧固此装置，如出现由于螺母松动使对开多叶调节阀的手柄移位，需重新核定该处风量。经常观察防火阀，检测防火阀熔断片是否熔断。防火阀熔断片熔断后通常会有报警信号输出，相应系统的风机也会停止，意外情况可通过系统压力突然变化，或阀体附近的气流受阻产生振动的声音判断。如出现异常情况，立即停机检修。

c. 空气处理系统设备有运动部件时，需经常对其运动部件进行观察，如空调机组内

高等级病原微生物实验室核心设施运维及管理指南

的送风机、排风机等，对其皮带轮经常观察是否松动，对其轴承观察是否需加油。各种设备的维护详见设备使用说明书中维护部分。

d. 空气处理系统压力变化主要由于运行时间积累使过滤器积尘而导致阻力变化。因此空调净化机组的过滤器在经过一段时间的运行后，当机组内的粗效过滤器阻力达到初阻力（约30Pa）的2倍时，即阻力达到约60Pa时；当机组内的中效过滤器阻力达到初阻力（约70Pa）的2倍时，即阻力达到约140Pa时，需清洗或更换粗效、中效过滤器。当更新粗效、中效过滤器后系统风量仍不能满足设计要求时，需要更换高效过滤器。

e. 经常检查系统的电动保温新风阀执行机构、风阀执行器系统等是否正常。

f. 实验室熏蒸消毒时需关闭安装于送、排风总管上的密闭风阀后再进行整体熏蒸。

②冷、热系统

a. 经常检查净化机组冷、热盘管进出口阀门的执行机构是否正常。

b. 经常检查水管及配件工作是否正常，有无漏水、冒汽现象，及时发现，及时修补排除。整个热水系统清洗时要关闭进入空气处理机组的阀门，以免堵塞。

③加湿系统

a. 经常检查净化机组加湿器进出口阀门的执行机构是否正常。

b. 经常检查水管及配件工作是否正常，有无漏水、冒汽现象，及时发现，及时修补排除。

c. 定期清理加湿器内部，防止污染物堆积。

④空调系统粗效、中效过滤器维护更换

a. 更换粗效、中效过滤器时，检查其框架是否破损，发现问题及时维修。

b. 更换粗效过滤器：取出粗效过滤器框架，将脏的粗效过滤布从框架中取出装入垃圾袋，再将新粗效过滤布放入框架中，然后装入空调系统。

c. 更换中效过滤器：更换中效过滤器要求机组停止运转时进行，打开空调机组中效过滤段箱门取出中效过滤器，将中效过滤器从框架中取出装入垃圾袋，再将新的中效过滤器装入框架中，然后放入机组中效过滤段，最后关上箱门锁紧。

d. 粗效、中效过滤器更换周期：粗效过滤器每60d更换一次，中效过滤器每90d更换一次。

5）记录

实验室使用前空调通风系统核查表、组合式空调箱维护记录表、排风机组维护记录表、原位检漏型高效排风口维护记录表，详见"5. 记录表单"中附表4~附表7。

（2）给水排水系统维护

1）目的

明确实验室给水排水系统维护操作规范，确保实验室正常运行。

2）范围

主要涉及实验室整体给水排水系统。

3）职责

由具有资质的公司或本实验室有资质的人员进行操作。实验室负责设施设备管理人员

96

予以配合。

4）维护程序

①定期对给水系统主管道供水压力进行检查，确保满足实验室正常供水要求。

②用水末端长期不使用时，定期进行放水。

③应每月对给水系统的管路、阀门、过滤器等进行检查是否存在渗漏情况。

④定期检查防护区内排水管道水封情况。

⑤每周对化学淋浴、活毒废水处理系统的管路、罐体、阀门、电气元部件进行检查；每季度按照说明书、操作手册、操作规程规定的内容对这些部位进行维护保养。

⑥应每月对给水排水系统各类标识进行检查，重点关注标识破损和丢失情况。

⑦定期对活毒废水处理系统的关键部件进行检定，重点关注现行标准《实验室设备生物安全性能评价技术规范》RB/T 199 规定的部件检定情况（如安全阀、压力表等）。

⑧应每年对给水系统管路进行清洗、除锈及保养。

⑨定期对防护区排水系统通气管处的高效过滤器进行检查。

5）记录

设施维修申请表、设施设备维修登记表，详见"5. 记录表单"中附表8、附表9。

（3）压缩气体存放、运输和连接管道维护

1）目的

明确压缩气体存放和运输的操作规范，确保实验室人员和操作人员的安全。

2）范围

主要涉及压缩气体存放和运输，本实验室气瓶主要为二氧化碳气瓶。

3）职责

由具有资质的公司或本实验室有资质的人员进行操作。实验室负责设施设备管理人员予以配合。

4）程序

①压缩气体钢瓶管理：

a. 存放于消毒后室安全气瓶柜中。

b. 不可靠近热源。

c. 不得使用过期未经检验的气瓶，每 3 年检验一次。气瓶在使用过程中，发现有严重腐蚀和损伤时，应提前进行检验，检验修复合格后方可使用。

d. 气瓶内气体不能用尽，必须留有剩余压力（氧气不少于 $2kg/m^3$）。

e. 气瓶的瓶帽要保存好，充气时要戴上；避免在运输装卸过程中撞坏阀门，造成事故。无瓶帽则供气单位不予充气。

②装运时，应严格遵照公安部门和交通运输部门的有关规定，办理各种准运手续，严防振动、撞击、摩擦、重压和倾倒。装运气瓶要拧紧瓶塞，运输时要带好必要的防护设备。

③气瓶放置要注意室内通风，竖直放置时应采取防倾倒措施，严禁敲击、碰撞。

④当气瓶不用且房间闲置时，总高压阀要关闭。

⑤连接管道：二氧化碳培养箱与二氧化碳气口是通过耐高温、耐压塑料管连接的，而

塑料管又通过 ABSL-3 的墙体结构连接二氧化碳气口和培养箱。因此要经常检查塑料管是否有漏气、ABSL-3 的墙体结构是否有漏气。如发现有漏气，由建设施工单位的技术人员进行维修。

⑥应每半年对空气压缩机压力表进行校验，并在刻度盘上画指示工作压力红线，校验后铅封。

5）记录

设施设备维修登记表，详见"5. 记录表单"中附表 9。

（4）电气设备和电路的维护保养

1）目的

明确电气设备维修保养的安全操作要求，确保实验室人员和外来专业人员的安全。

2）适用范围

主要涉及实验室电气设备和电路的维修。

3）职责

由具有资质的公司专业人员或本实验室有资质的人员进行维修。运行保障组负责仪器设备管理的人员陪同工作。

4）程序

①设施设备负责人需向检修人员明确实验室潜在的感染性物质，让他们熟悉实验室的布局。

②在进行检修时由实验室工作人员陪同，查明发生检修的设备或电线故障的原因。若未完成终末消毒，须在操作中逐一消毒。

③电气设备的设计及制造应符合相关安全标准的要求。为确保安全，某些设备应连接备用电源。

④新的、改装过的或修理过的电气设备在未经有资质人员（如有资质的电工或生物医学工程师）完成电气安全测试和设备符合安全使用要求之前，不允许使用。

⑤电气设备使用人员使用前须接受正确操作的培训，操作方式应不降低电气安全性。

⑥电气设备使用人员应定期检查，对可能引起电气故障的破损及时报修，具有资质的人员方可从事电气设备和电路检修工作，并禁止未经授权的工作。

5）记录

设施设备维护记录表，详见"5. 记录表单"中附表 10。

（5）不间断电源维护

1）目的

为保障不间断电源的正常运行及使用，规范实验室人员的操作，特制定本规程。

2）适用范围

实验室内不间断电源的维护操作

3）职责

①设施设备维修维护负责人负责日常维护保养工作。

②实验室所有人员必须严格按照本规程操作，不可擅自做出超出本规程的操作。

4）维护程序

①禁止在 UPS 输出端口接带有感性的负载。

②使用 UPS 电源时，务必遵守产品说明书或使用手册中的有关规定，保证所接的火线、零线、地线符合要求，不得随意改变其相互的顺序。

③严格按照正确的开机、关机顺序进行操作。避免因负载突然加载或突然减载时，UPS 电源的电压输出波动大，而使 UPS 电源无法正常工作。

④严禁频繁地关闭和开启 UPS 电源。一般要求在关闭 UPS 电源后，至少等待 6s 后才能再次开启。否则，UPS 电源可能进入"启动失败"的状态，即 UPS 电源进入既无市电输出，又无逆变输出的状态。

⑤禁止超负载使用。UPS 电源的最大启动负载最好控制在 80% 之内，如果超载使用，在逆变状态下，时常会击穿逆变管。实践证明：对于绝大多数 UPS 电源而言，将其负载控制在 30%～60% 额定输出功率范围内是最佳工作方式。

⑥电池的放电要求：一般 UPS 对电池放电有保护措施，但放电至保护关机后，电池又可以恢复到一定的电压，但这时不允许重新开机，否则会造成电池过放电。UPS 必须重新充电后才能投入正常使用。

⑦新购买的 UPS（或存放一段时间的 UPS），必须先对电池充电之后才能投入正常使用。否则无法保证备用时间。

⑧对于长期无停电的 UPS，应当每隔 3～6 个月对 UPS 放电，然后重新充电，这样可以延长电池的使用寿命。

⑨定期对 UPS 电源进行维护工作（附表 2）。清除机内的积尘、测量蓄电池组的电压、检查风扇运转情况及检测调节 UPS 的系统参数。

UPS 巡检内容　　　　　　　　　　　　　　　　　　　　　　　附表 2

项目	巡检要求	巡查频率
室内环境	照明灯具、室内温湿度；漏水和结露情况；防鼠害措施	每日
风扇	风扇状态；异常声响	每日
整体外观	柜体完整性；显示仪表状态	每日
主机	输入/输出设置参数；报警信息；异常声响	每日
蓄电池外观	漏液、遗酸、鼓包变形情况；极柱和连接条腐蚀情况	每日

5）记录

维保记录详见"5. 记录表单"中附表 11。

（6）自控系统操作规程

1）目的

为保障自控系统的正常运行及使用，规范实验室人员的操作，特制定本规程。

2）适用范围

ABSL/BSL-3 实验室内自控系统的操作。

3）职责

①实验室设施设备维修维护负责人负责日常维护保养工作。

②实验室所有人员必须严格按照本规程操作，不可擅自做出超出本规程的操作。

③自控系统需由专人负责操作。操作人员必须经过培训方可上岗并充分理解空气处理系统的结构及原理。

4）程序

①空调自控系统启动前设备检查

a. 空调机房检查

（a）检查自控柜、配电柜内各元器件、设备是否正常，柜内控制器是否有报警灯，各断路器是否均处于合闸状态，有无保险熔断。

（b）检查空调机组电源供电是否正常，保证各电源控制回路手/自动按钮均处于自动状态；电机指示灯是否均处于停止指示（绿灯亮）；风机的变频器是否处在远程控制功能上，以及其他参数是否正常（液晶显示无故障即正常）。

（c）检查冷水供应是否正常，供回水压力及流量是否正常。

（d）检查蒸汽供应是否正常，蒸汽压力是否正常。

（e）检查空调水管路及蒸汽的电动调节阀是否正常，调节阀电源是否正常，是否可以手动开启或关闭；其他手动阀门是否开启（手动阀手柄与管路平行即为开启）。

（f）检查电动风阀执行器是否正常，接线是否牢固，是否可以手动开启或关闭。

（g）检查压差开关及压力传感器取样管是否有脱落。

（h）检查温湿度传感器是否无损坏，外观是否完好。

（i）检查各柜内的交换机柜通信是否正常，是否能正常使用。

b. 开机前检查

（a）检查系统主电是否正常。

（b）检查系统配电柜是否正常，各风机是否处于自动状态，配电柜内各短路器是否均处于合闸状态，有无保险熔断，有无明显烧焦现象。

（c）检查系统检查控制系统是否正常，检查自动柜、门禁柜内各设备是否正常，是否有红色报警灯提示柜内各短路器均合闸状态，有无保险熔断，有无明显烧焦现象。

（d）检查洁净区门、传递窗是否完全关闭，避免系统压差出现异常。

（e）系统给水排水系统，蒸汽系统等供应是否正常。

（f）定期查看各配电柜、自控柜上散热风扇的过滤网脏堵情况。

②系统操作控制

a. PLC 控制柜位置及说明

PLC 控制柜放置在机房左侧；系统自控柜供电后，各自的系统柜内电源指示灯亮，表示该系统供电正常；每台自控系统控制柜上均安装有就地启停开关，每个就地启停开关均对应各自的空调系统，该开关正常状态下不予以使用，当控制中心的计算机不能正常工作时可以启用。

b. 人机交互系统软件激活

整套系统在正常运行前，保证服务器必须处在正常工作状态。

第一步：打开服务器电源；

第二步：找到项目文件，激活上位机软件项目，启动服务器，运行监控系统软件。

c. 系统整体操作

启动后，只有有权限的用户名和密码方可进入操作，用户首先登录，点击屏幕右下方"注册"，将弹出对话框，注册输入密码，登录。

主页面主要分为五大板块：空调监控系统、平面图、历史数据记录、历史曲线、报警记录。

（a）主画面

门禁监视与控制（单门解锁、一键全部解锁功能）。当平面图某门出现色圆图标时，说明相对应互锁门处于不非正常状态，出现此状态有两种可能：只单独解锁这个门；门磁没有反馈状态（门没有关闭）。需要检查后恢复。当门处于正常通行状态时，每一道互锁门显示绿色图标。左下角设有一键全部解锁，可以单击相互切换全部解锁与正常使用。现场出门方向装有一键紧急解锁按钮，出现紧急情况可按下，出门方向所有门全部解锁。

房间压力及压差显示与报警设定。平面图显示房间对大气绝对压力及相邻房间之间的相对压差，单击显示房间压力数字，出现压力或压差高低压报警及校准功能对话框，可根据实验室规范要求设定报警值。如房间压力及相对应房间之间压差报警，显示数字框出现红色闪烁状提示功能；房间之间装有压差显示面板，设有嗡鸣报警功能，如压差不合格发出嗡鸣提示。

房间及中控制室报警灯及实验室状态。平面图可以显示报警灯状态及止响等，如需要可以进行相应操作。实验室内设有显示实验室实时状态的显示面板，可在平面图上进行状态切换。

（b）进入系统监视界面

可以实时监视空调系统的运行状态，包括房间温湿度，压力以及风机的运行状态。当界面参数报警时，I/O的绿色背景变成红色。在此页面，可以对房间的温湿度和压力进行设置。当点击温湿度I/O区域时会弹出相应对话框，可以设定模拟量报警的范围，以及量程范围。

新风阀控制：自动：系统开启时按照系统状态进行开启或关闭；手动：手动时，风阀按照选择开启或关闭按钮状态执行；

生物密闭阀控制：正常情况下生物密闭阀门为常开启状态，当消毒或需要单个关闭时，可以点击关闭。当系统开启时，生物密闭阀强制开启。

温湿度压力参数设定：设定参数包括报警启用/禁用，过滤器压差量程设定，报警参数设定（温湿度、压力传感器均与该功能相同）。

模式选择：点击系统启动按钮，延时1min后，系统自行启动。点击系统停止按钮，延时1min后，系统自行停止。冬、夏季模式根据不同季节进行更换。主用/备用风机切换，当系统启动前可选择可使用风机，若系统已经为运行状态，此次选择后待下一次启动时执行（风机互锁）。工况转换：根据需要选择工况按钮，执行相对应工况。当系统出现报警时，待恢复报警单元后，单击报警复位按钮，进行复位。

趋势曲线：点击报表按钮，可以查看当前数据及历史数据趋势曲线，选择时间范围按钮，弹出对话框，选择需要查看的数据和历史曲线时间范围，以及当前页面显示的数据范围，查看所需要时间范围内的数据。也可以查看单独的数据趋势曲线，点击相应图标，选择需要在视图中单独显示的数据即可。

数据报表：点击报表按钮，可以查看历史数据报表。查看历史数据时，先点击数据记录的"启动/停止"按钮，后可以查看任何时间段的数据。点击时间范围按钮，选择查看的历史数据，查看的方式有三种：时间范围、开始和结束时间、测量点数量，也可以对单一的数据进行查看，选择需要查看的数据后，当前视图仅显示所选择数据报表。当查看较长时间前的历史数据（当前报表中没有的数据）时，需要手动链接历史数据库后方可在当前的报表中查看。也可查看趋势曲线，打开报表页面上的连接备份功能键，在弹出的对话框中选择存储地址的数据即可。

（c）报警信息

可对短期归档列表、长期归档列表的信息进行查看，也可以分时间段查看报警信息，还可以对其中的一条报警信息进行查询。系统当有报警信息产生时，允许确认未处理的消息，可使用下面两种方式中的一种：必须单独确认未分配有"组确认"属性的消息。可使用组确认来集中确认所有具有"组确认"属性的消息，这些属性在消息窗口中均是可见的。

d. 系统运行过程中的检查

（a）检查配电柜、自控柜的现场仪表指示是否正常；故障灯情况等。

（b）查看变频器柜内温度，即变频器自带的 HMI 上显示的温度（特别是夏天），避免配电柜散热不好。

（c）检查系统各阀门（风阀、水阀、加湿阀，变风量阀等）运行是否正常。及时查看报警信息并处理。

③系统维护

a. 熟悉本自控操作说明以及维护

根据需求，熟悉各个单元单独使用操作流程。

根据手册掌握系统出现问题应急措施处理，整套系统自动投入运行操作。

b. 日常核查内容

（a）中控系统软件操作情况，系统稳定性检查及维护。

（b）自控系统程序更新及功能升级。

（c）监控系统程序更新及功能升级。

（d）各工况和运行参数检测、记录、检查及维保，包括系统启停、联动、切换、房间压力、压差、温湿度、门互锁、监视记录存储等。

c. 注意事项

（a）定期清洗设备间进风百叶的内外灰尘，夏季使用后，需将表冷器内的水放净，并注意冬季防冻。

（b）应根据自控系统存储量设置情况，定期对自控系统相关信息进行备份。按照生物安全领域反恐要求，视频图像信息存储时间应不少于 90d。实验室出入口门禁控制系统信息存储时间应不少于 180d。入侵和紧急报警系统布防、撤防、故障和报警信息存储时间应不少于 180d。

实验室自控系统维护内容见附表 3。

实验室自控系统维护内容 附表 3

分类	维护内容	建议频次
自控系统	自控系统显示与机械动作的一致性,参数、关键设施运行状态显示情况	每月
	各自控元器件电线接口	每月
	房间内压力、压力梯度、温湿度	每月
	空调制冷设施设备工作的自动连锁与保护	每月
	风机风量、连锁控制情况	每月
	核心工作间工作状态指示装置	每月
	校准温度、湿度传感器	每年
	故障的现象、发生时间和持续时间显示情况、故障切换状态记录情况	每半年
	各类传感器、风机变频器检查与维护	每半年
	自控、监控系统程序更新及功能升级	—
	工况转换状态:实验室负压、围护结构完整性、设备连锁、联动控制情况等	每月
	各自控电动阀门、执行器检查与维护	每季度
报警	一般报警和紧急报警工作情况(按钮、显示、存储)	每月
安防	门禁系统	每月
	门互锁机构工作情况	每月
	互锁门紧急手动解除互锁开关	每月
	信息自动记录、存储情况	每月
	历史资料查阅功能	每月
	影像存储介质的数据存储容量与备份	每季度

其他事项参考前文"(1)空调通风系统操作规程"。

(7)通信系统操作规程

1)目的

为保障通信系统的正常运行及使用,规范实验室人员的操作,特制定本规程。

2)适用范围

ABSL/BSL-3 实验室内通信系统的维护操作

3)职责

①设施设备维修维护负责人负责日常维护保养工作。

②实验室所有人员必须严格按照本规程操作,不可擅自做出超出本规程的操作。

4)程序

①由中控室主机向某一分机对讲,按下相应的分机号即可。

②"POWER"为开关键,如呼叫 BSL-3 主实验室,则需按下其所对应的分机 1 即可,按下后该分机在主机上的指示灯变为绿色,此时若和其通话只需按下"TALK"键不放即可,讲话完毕后放开按键,分机处直接讲话即可。

(8)实验室工程检测参数评价

1)目的

实验室内部环境、围护结构、工况验证等参数和状态符合现行国家标准《实验室 生物安全通用要求》GB 19489、《生物安全实验室建筑技术规范》GB 50346 的要求,确保实验室环境、人员、操作等安全。

2)范围

本实验室涉及现行国家标准《实验室 生物安全通用要求》GB 19489、《生物安全实验室建筑技术规范》GB 50346 要求的所有内部环境参数、围护结构、工况验证等。

3）职责

由具有资质的单位进行检测工作。实验室负责设施设备管理人员予以配合。

4）程序

实验室年度检查或年度硬件检测后，重点关注绝对负压、压力梯度、温度、相对湿度、噪声、照度等室内环境参数是否符合现行国家标准《实验室　生物安全通用要求》GB 19489 和《生物安全实验室建筑技术规范》GB 50346 的要求。

5）记录

BSL-3 实验室系统运行值班记录（一）、BSL-3 实验室系统运行值班记录（二）、BSL-3 实验室设施每日检查记录、BSL-3 实验室季度检查记录，详见"5. 记录表单"中附表 12～附表 15。

5. 记录表单

附表 4～附表 15 为实验室设施维护核查常见表单，设施设备采购、新购、登记等记录表单可以参照《病原微生物实验室常见防护设备运维管理》一书中的样表。

实验室使用前空调通风系统核查表　　　　　　　　　　　　　　附表 4

序号	对象与内容	结果		备注
1	排风机启动是否正常	□是	□否	
2	送风机启动是否正常	□是	□否	
3	备用排风机是否能自动切换	□是	□否	
4	备用送风机是否能自动切换	□是	□否	
5	局部排风设施设备的风机启动是否正常	□是	□否	
6	局部排风设施设备的备用风机启动是否正常	□是	□否	
7	各风机运行频率是否与设定值相同	□是	□否	
8	粗效过滤器状态是否正常	□是	□否	
9	中效过滤器状态是否正常	□是	□否	
10	空调机组启动是否正常	□是	□否	
11	空调机组水系统、制冷剂系统等的各执行机构动作是否正确	□是	□否	
12	各自控元器件是否有电线脱扣现象	□是	□否	
13	空调主机进水和回水的温度、压力是否正常	□是	□否	
14	空调机组制冷剂（如：氟利昂）高压、低压是否正常	□是	□否	
15	冷凝水管路漏水、畅通情况	□正常	□异常	
16	空调箱各段的检修门情况	□正常	□异常	
17	各公用设施配管的手动阀组开关及位置状态是否正确	□是	□否	
18	空调送风机组及风管的各个手动阀门开启位置是否与原固定位置相同	□是	□否	
19	送风系统各电动风阀执行机构动作是否与中控系统的显示一致	□是	□否	
20	新风口是否有异物堵塞	□是	□否	
21	排风机组及风管的各个手动阀门开启位置是否与原固定位置相同	□是	□否	
22	排风系统各电动风阀执行机构动作是否与中控系统的显示一致	□是	□否	
23	总排风口是否有异物堵塞	□是	□否	
24	防火阀开启状态	□正常	□异常	
25	风管保温层情况是否良好	□是	□否	
26	房间内送、排风口是否被设施设备或其他物品遮挡	□是	□否	
27	房间内负压排风柜等局部排风设施设备的排风接口是否松动漏气	□是	□否	
28	用于离心机、孵化器、IVC 笼具等的局部排风管道的阀门开启状态	□正常	□异常	

核查人：　　　　　　　　　　　　　　时间：　　年　月　日

组合式空调箱维护记录表

附表 5

序号	项目	内容	结果
1	风机、电机	皮带、轴承、固定螺栓、风机叶轮	
2	备用风机	切换	
3	变频器	面板显示、调节、电路	
4	粗效过滤器	阻力、清洗、更换	
5	中效过滤器	阻力、更换	
6	循环水泵	轴封、异响、仪表显示、轴承、腐蚀(泵叶、泵壳)	
7	风冷机组(水冷机组)	清洁、泄漏(制冷剂、润滑油)、进水和回水温度、压力、出风温度(清洁、漏水、渗油、保温层)	
8	加湿器	管道连接、蒸汽阀、喷淋	
9	进出风口阀止回阀	连杆、密封条、开启角度及灵敏度	
10	机箱	漏风、锈蚀、渗水、清洁、压差开关、气管	
11	连接管道	保温、接口密封性	

故障情况	 设施设备管理人员签字: 年 月 日
维修记录	 维修员签字: 年 月 日
维修结果	 设施设备管理人员签字: 年 月 日
备注:	

注:实验室可根据自身设备说明书要求或厂家维护要求填写、更替该表内容。

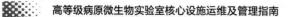

排风机组维护记录表   附表6

序号	项目	内容	结果
1	风机、电机	皮带、轴承、固定螺栓、风机叶轮	
2	备用风机	切换	
3	变频器	面板显示、调节、更换	
4	进出风口阀、止回阀	连杆、密封条、开启角度及灵敏度	
5	机箱	漏风、锈蚀、渗水、清洁、压差开关、气管	
6	连接管道	保温、接口密闭性	

故障情况	 设施设备管理人员签字：　　　　　　　　　　　　年　月　日
维修记录	 维修员签字：　　　　　　　　　　　　年　月　日
维修结果	 设施设备管理人员签字：　　　　　　　　　　　　年　月　日
备注：	

注：实验室可根据自身设备说明书要求或厂家维护要求填写、更替该表内容。

原位检漏型高效排风口维护记录表　　　　　　　附表7

序号	项目	内容	结果
1	压差皮管	皮管老化及脱落	
2	孔板	有无遮堵	
3	压差	压差波动记录有无突变、数据记录	
4	检漏	有无泄漏	
5	更换	拆卸旧的过滤器、更换新过滤器	

故障情况	设施设备管理人员签字：　　　　　　　　　　　　　　　　　年　月　日
维修记录	维修员签字：　　　　　　　　　　　　　　　　　年　月　日
维修结果	设施设备管理人员签字：　　　　　　　　　　　　　　　　　年　月　日
备注：	

注:实验室可根据自身设备说明书要求或厂家维护要求填写、更替该表内容。

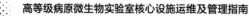

设施维修申请表

附表 8

设施名称			
位置			
故障发生时间			
故障现象			
故障原因			
故障建议排查方式			
设施设备负责人		生物安全负责人签字	
批准人			年 月 日

设施设备维修登记表

附表 9

设施设备名称/编号		位置	
维修时间			
故障原因及描述			
处理情况			
交验日期			
维修单位		验收单位	
维修人员签字		验收人签字	

设施设备维护记录表

附表 10

设施设备名称/编号		位置	
维护内容			
维护记录			
维护效果			
维护人(签名)		维护时间	

维保记录   附表 11

维保时间		地点	
维保单位		维保人员	
维保内容			
执行情况			
房间基础参数			
问题反馈			
建议解决方案			
实验室负责人意见			签名:

BSL-3 实验室系统运行值班记录（一）   附表 12

文件编号：

日期		开机时间		关机时间		值班人		监督人				
记录时间	ABSL-3（Ⅰ）			ABSL-3（Ⅱ）			BSL-3（Ⅰ）			BSL-3（Ⅱ）			内走廊	男二更	女二更	男淋浴	女淋浴
	压力(Pa)	温度(℃)	湿度(%)	压力(Pa)	温度(℃)	湿度(%)	压力(Pa)	温度(℃)	湿度(%)	压力(Pa)	温度(℃)	湿度(%)	压力(Pa)	压力(Pa)	压力(Pa)	压力(Pa)	压力(Pa)

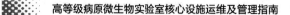

BSL-3 实验室系统运行值班记录（二）　　　　　　　　　附表 13

运行模式：　　夏季□　　　冬季□

环境温度 （℃）		室内温度 （℃）			开机时间		停机时间		
记录时间									
水泵	进水温度（℃）								
	进水压力 （MPa）								
	出水温度 （℃）								
	出水压力 （MPa）								
空调机组 1	压缩运行 状况	正常□是 □否	正常□是 □否	正常□是 □否	正常□是 □否	正常□是 □否	正常□是 □否	正常□是 □否	
空调机组 2	压缩运行 状况	正常□是 □否	正常□是 □否	正常□是 □否	正常□是 □否	正常□是 □否	正常□是 □否	正常□是 □否	
空调机组 2	压缩运行 状况	正常□是 □否	正常□是 □否	正常□是 □否	正常□是 □否	正常□是 □否	正常□是 □否	正常□是 □否	

说明：1. 坚守岗位，认真负责，做好值班记录。

2. 遇到问题及时报告带班人员。

3. 认真做好交接班。

4. 开机稳定后和关机前必须记录，若无异常情况发生，每小时记录一次。

BSL-3 实验室设施每日检查记录　　　　　　　　　附表 14

___年___月___日

文件编号：

检查项目	状态	检查项目	状态	检查项目	状态	检查项目	状态
系统开/关机过程	正常□是□否	给排水系统	正常□是□否	电柜总电流：	A	安全柜、IVC 启停	正常□是□否
粗效过滤器阻值	___ Pa	压缩气体系统	正常□是□否	电柜触点	正常□是□否	电加热互锁	正常□是□否
中效过滤器阻值	___ Pa	气瓶状态	正常□是□否	电缆温度	正常□是□否	生物密闭阀	正常□是□否
高效过滤器阻值	___ Pa	软水、纯水系统	正常□是□否	UPS	正常□是□否	门禁系统	正常□是□否
送风管压力	___ Pa	通气管高效过滤器	正常□是□否	照明系统	正常□是□否	视频监控	正常□是□否
排风管压力	___ Pa			紫外灯	正常□是□否		
电加热系统	正常□是□否						
加湿系统	正常□是□否						
检查人		监督人		备注			

填表说明：

1. 若无异常情况发生，每天记录一次。

2. 空调系统主要检查开关机过程，粗效、中效、高效过滤器的阻值，机组的变频器频率、电流情况，电气元件外观变化情况等。加湿器和电加热系统主要观察电流，设备运行状态，通过房间参数对比运行情况。主要以目测、听、观察仪表参数、闻气味为主。

3. 给水排水与气体供应：给水排水重点关注是否有漏水，存水弯是否无水，上下水是否顺畅等。空气压缩机主要检查压缩是否正常，输出压力是否稳定，冷凝水是否需要排放，油水分离器是否需要排放等。软水、纯水系统主要检查过滤系统滤芯使用期限和目测是否需要更换 PP 棉过滤。软水系统是否需要加再生剂，树脂柱反冲洗是否正常。

4. 电力供应与照明：主要检查总电流是否正常，断路器、接触器端子是否松动锈蚀，电缆运行温度。UPS 主要检查运行情况是否正常，有无故障记录。照明主要检查是否有灯不亮，灯罩是否有冷凝水。紫外灯检查是否亮。

5. 自控、安防、报警系统：门禁主要检查是否出入正常、开关门是否顺畅。视频监控主要检查摄像头是否在线、录像是否正常，以及硬盘容量是否充足等。

BSL-3 实验室季度检查记录　　　　　　附表 15

___年___月___日　　　　　　　　　　　　　　　　　　　　　　　文件编号：

检查对象	检查内容	状态	处理措施	检查对象	检查内容	状态	处理措施
围护结构	围护结构：夹层顶板、墙面、地面	正常□是□否		空调通风系统（室内机）	机组内部清洁：表冷器、水盘、加热器、加湿器、箱体内部、传感器	正常□是□否	
	穿墙设备：插座、管线、传递窗、双扉灭菌器等	正常□是□否			根据运行情况更换粗效、中效过滤器	正常□是□否	
	门体：密封胶条、压紧机构、闭门器、电磁锁、解锁开关的性能检查；气密门功能件的检查等	正常□是□否			检查风机动平衡，皮带松紧、磨损程度	正常□是□否	
空调通风系统（室外机）	管路表面清洁	正常□是□否		空调通风系统（自控）	排风与送风连锁情况	正常□是□否	
	风机、散热器清洁	正常□是□否			工况切换	正常□是□否	
	管路水质、Y 格清理、各个管路连接、伸缩管老化情况、水泵运行情况	正常□是□否					
	电气系统检查	正常□是□否					
给水排水与气体供应	水箱与供水设备检查	正常□是□否		消防与安全疏散	消防设施	正常□是□否	
	防护区给水排水管路、阀门检查	正常□是□否			安全疏散标识	正常□是□否	
	压缩气体系统检查	正常□是□否			安防	正常□是□否	
	气瓶固定检查	正常□是□否			反恐设施	正常□是□否	
电力供应与照明	UPS 综合检查（输入、输出、切换）	正常□是□否		自控、安防、报警系统	电加热互锁	正常□是□否	
	专业设备 UPS 插座检查	正常□是□否			生物密闭阀	正常□是□否	
	动力电柜	正常□是□否			门禁系统	正常□是□否	
	控制电柜	正常□是□否			视频监控	正常□是□否	
	插座、照明、紫外灯	正常□是□否			报警系统	正常□是□否	
	电力电缆温度	正常□是□否			计算机存储数据	正常□是□否	
	应急照明	正常□是□否			网络性能与安全	正常□是□否	
检查人		监督人		备注			

填表说明：

1. 围护结构气密性检查：主要对围护结构进行细致检测，检查有无气密性问题，墙面、漆面有无损坏。

2. 通风系统：全面对送风机组、排风机组、室外机组、自控连锁等进行检查。

3. 给水排水与气体供应：主要检查给水排水系统管路、阀、存水弯等关键部位，如有通气高效过滤器，则需要重点关注。

4. 电力供应与照明：对于动力电柜、控制电柜，仔细检查各个电闸、触点、元器件的情况；对于 UPS，按照厂家说明书对风扇、电池、后备供电时间等进行检查。

5. 自控、安防、报警系统：重点检查自控系统的切换和连锁、生物密闭阀的状态；门禁系统、视频监控系统、报警系统、计算机存储数据、网络性能与安全。消防与安全疏散：对照消防要求检查；对照反恐和安防要求，对人防、物防、技防、制度等进行梳理，补充过期物资、完善管理。

参考文献

［1］ 中国疾病预防控制中心.中国实验室生物安全能力发展报告——管理能力调查与分析［M］.北京：人民卫生出版社，2017.

［2］ 亚太建设科技信息研究院有限公司，同济大学.生物安全实验室建设与发展报告［M］.北京：科学出版社，2021.

［3］ 曹国庆，王君玮，翟培军，等.生物安全实验室设施设备风险评估技术指南［M］.北京：中国建筑工业出版社，2018.

［4］ 曹国庆，唐江山，王栋，等.生物安全实验室设计与建设［M］.北京：中国建筑工业出版社，2019.

［5］ 中华人民共和国国家质量监督检验检疫总局.实验室　生物安全通用要求：GB 19489—2008［S］.北京：中国标准出版社，2009.

［6］ 中华人民共和国住房和城乡建设部.生物安全实验室建筑技术规范：GB 50346—2011［S］.北京：中国建筑工业出版社，2012.

［7］ 中华人民共和国国家卫生和计划生育委员会.病原微生物实验室生物安全通用准则：WS 233—2017［S］.北京：中国标准出版社，2018.